SECOND EDITION

spanish
TERMINOLOGY *for the* DENTAL TEAM

Terminología En Español
para el Equipo Dental

T0195127

SECOND EDITION

spanish
TERMINOLOGY *for the* DENTAL TEAM

Terminología En Español
para el Equipo Dental

Edited by
David W. Nunez, DDS, MS

ELSEVIER
MOSBY

3251 Riverport Lane
St. Louis, Missouri 63043

SPANISH TERMINOLOGY FOR THE DENTAL TEAM   ISBN: 978-0-323-06991-5

Copyright © 2011 by Mosby, Inc., an affiliate of Elsevier Inc.

No part of this publication may be reproduced or transmitted in any form or by any means, electronic or mechanical, including photocopying, recording, or any information storage and retrieval system, without permission in writing from the publisher. Details on how to seek permission, further information about the Publisher's permissions policies and our arrangements with organizations such as the Copyright Clearance Center and the Copyright Licensing Agency, can be found at our website: www.elsevier.com/permissions.

This book and the individual contributions contained in it are protected under copyright by the Publisher (other than as may be noted herein).

Notices

Knowledge and best practice in this field are constantly changing. As new research and experience broaden our understanding, changes in research methods, professional practices, or medical treatment may become necessary.

Practitioners and researchers must always rely on their own experience and knowledge in evaluating and using any information, methods, compounds, or experiments described herein. In using such information or methods they should be mindful of their own safety and the safety of others, including parties for whom they have a professional responsibility.

With respect to any drug or pharmaceutical products identified, readers are advised to check the most current information provided (i) on procedures featured or (ii) by the manufacturer of each product to be administered, to verify the recommended dose or formula, the method and duration of administration, and contraindications. It is the responsibility of practitioners, relying on their own experience and knowledge of their patients, to make diagnoses, to determine dosages and the best treatment for each individual patient, and to take all appropriate safety precautions.

To the fullest extent of the law, neither the Publisher nor the authors, contributors, or editors, assume any liability for any injury and/or damage to persons or property as a matter of products liability, negligence or otherwise, or from any use or operation of any methods, products, instructions, or ideas contained in the material herein.

Previous edition copyrighted 2004

Library of Congress Cataloging-in-Publication Data
Spanish terminology for the dental team = Terminología en español para el equipo dental/ edited by David W. Nunez. –2nd ed.
    p. ; cm.
    Other title: Terminología en español para el equipo dental
    Includes index.
    English and Spanish.
    ISBN 978-0-323-06991-5 (pbk. : alk. paper)
    1. Dentistry–Dictionaries. 2. Spanish language–Dictionaries–English. 3. Spanish language–Conversation and phrase books (for medical personnel) I. Nunez, David W. II. Title: Terminología en español para el equipo dental.
    [DNLM: 1. Dentistry–Terminology–English. 2. Dentistry–Terminology–Spanish. WU 15 S735 2011]
    RK27.S67 2011
    617.6'003–dc22   2010011970

Acquisitions Editor: John Dolan   *Publishing Services Manager:* Patricia Tannian
Managing Editor: Kristen Hebberd   *Senior Project Manager:* Sharon Corell
Associate Developmental Editor: Joslyn Dumas   *Design Direction:* Jessica Williams

Printed in the United States of America

Last digit is the print number: 9   8   7   6

Working together to grow
libraries in developing countries

www.elsevier.com | www.bookaid.org | www.sabre.org

ELSEVIER   BOOK AID International   Sabre Foundation

Reviewers

Margaret J. Fehrenbach, RDH, MS
First edition content provider
Second edition reviewer
Dental Hygiene Educational Consultant
Dental Science Technical Writer
Seattle, Washington

Betty Ladley Finkbeiner, CDA Emeritus, BS, MS
First edition content provider
Second edition reviewer
Emeritus Faculty
Washtenaw Community College
Ann Arbor, Michigan

Debi Gerger, RDH, MPH
Second edition reviewer
West Coast University
Dental Hygiene Department Chair
Anaheim, California

Sherryl Ann Castle Harfst, RDH, BSDH, MS
First edition content provider
Second edition reviewer
Adjunct Clinical Professor
Department of Dental Ecology
University of North Carolina School of Dentistry
Chapel Hill, North Carolina
President
Castle Media Consultants, LLC
Jackson, Mississippi

Samuel Paul Nesbit, DDS, MS
First edition content provider
Clinical Associate Professor
Diagnostic Sciences and General Dentistry
University of North Carolina School of Dentistry
Chapel Hill, North Carolina

Mohsen Taleghani, DMD
Second edition content provider
Professor and Chairman
Department of General Dentistry
Baylor College of Dentistry
Texas A&M Health Science Center
Dallas, Texas

Raymond Zambito, DDS, MA, EdD, MBA, DSci(hc)
First edition content provider
Consultant, Oral and Maxillofacial Surgery
Blue Cross Blue Shield of Georgia and
Blue Cross Blue Shield of Tennessee
Reviewer of General Dental Offices
State of New York
Aetna Managed Dental Plan
Blue Bell, Pennsylvania

How to Use This Book

Hispanic is a term used to identify people who speak the Spanish language and have Cuban, Central or South American, Mexican, or Puerto Rican backgrounds. The largest Hispanic populations in the United States reside in Arizona, California, Colorado, Florida, New Mexico, New York, and Texas. Because it is not possible to detail every conceivable vocabulary preference, this book uses a universally accepted dialect. However, you will probably still encounter some Spanish words unique to your area.

ORGANIZATION

This book is organized in three parts and follows a logical sequence of how a practitioner would interact with a patient from initial greeting to specialty appointments.

The book addresses the use of the formal "you" (usted) in situations among adults, and the appropriate use of the informal "you" (tú) in situations in which adults are addressing children.

In cases where two or more words or phrases are appropriate, each is separated by a slash (/).

In this example, the word translator or interpreter can be used to complete the sentence:

I need a (translator/interpreter)—wait a minute.

Necesito un (traductor/intérprete)—espere un minuto.

In cases where several words or phrases are appropriate, choices have been placed into boxes. These choices may pertain to more than one sentence in the section. In this example, any of the choices in the box may be correct.

What is the relationship of the subscriber to you? (Box 2-1)

Box 2-1
People that may carry insurance for a dental patient

- Husband
- Wife
- Father
- Mother
- Self

Box 11-12
Flossing Steps

- Break off about a foot and a half of floss and wind most of it around one of your middle fingers.
- Wind the remaining floss around the same finger of the opposite hand so that it will take up the floss as it becomes dirty.
- After winding the floss, hold the floss tightly between your thumbs and forefingers.
- Guide the floss between the contacts of your teeth using a gentle motion.
- Curve the floss into a 'C' shape against one tooth and gently slide it into the space between the gum and the tooth.
- Hold the floss tightly against the tooth and gently rub the side of the tooth with up-and-down motions.
- Floss each tooth thoroughly with a clean section of floss.

Throughout the text, boxes containing helpful information relating to a topic will appear for readers to reference. (Box 11-2)

RESOURCES

We have included several resources that you may find helpful as you learn to communicate in Spanish.

A companion website provides the English-to-Spanish translation of every phrase in the book. These phrases also are included as Mp3 files that you can download to your computer. From there, the files can be burned to a CD or transferred to your iPod for "on-the-go" use. In addition, Patient Education Handouts are included on the website. These handouts translate a variety of topics, such as simple prevention involving proper tooth brushing, general caries procedures, pediatric issues, and specialty orthodontic treatment, into Spanish to ensure a continuation of care from the office to the home and provide a concrete reference to help improve the comfort of the Spanish-speaking patient with the office and regular oral health care. View these resources at www.spanishtermdental.com.

Inside the book, we have included helpful information about the use of accents, verbs, nouns, and adjectives within the Spanish language. A pronunciation guide is also included. At the back of the book, an extensive English-to-Spanish glossary is provided for quick reference. The glossary is divided into categories, such as dental terms, numbers, and months of the year. An alphabetical Spanish-to-English listing of each of the vocabulary words and a list of informal expressions used in conversation are also provided.

Contents

Contenido

PART I
Anatomy

PARTE I
Anatomía

DENTAL AND ORAL ANATOMIC TERMINOLOGY (SEE FIGURES 1-1 AND 1-2)
TERMINOLOGÍA ANATÓMICA DENTAL Y ORAL
(VEA LAS FIGURAS 1-1 Y 1-2)

Blood
La sangre

Blood vessels
Los vasos sanguíneos

Bone
El hueso

Buccal vestibule
El vestíbulo bucal

Central incisor(s)
El(Los) incisivo(s) central(es)

Crown
La corona

Cuspid(s)
El(Los) canino(s)

Deciduous teeth/primary teeth
Los dientes de leche/los dientes primarios

Dentin
La dentina

Enamel
El esmalte

Floor of the mouth
El piso de la boca

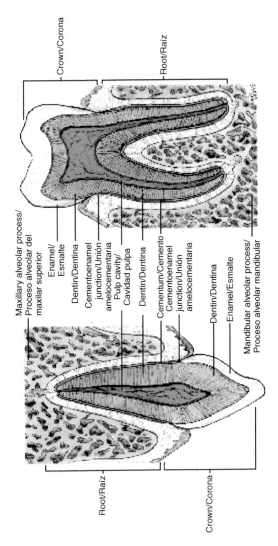

Figure I-I Diagram of the tooth. *(From Bath-Balogh M, Fehrenbach MJ:*
Illustrated Dental Embryology, Histology and Anatomy, ed 2. Saunders,
Philadelphia, 2006).

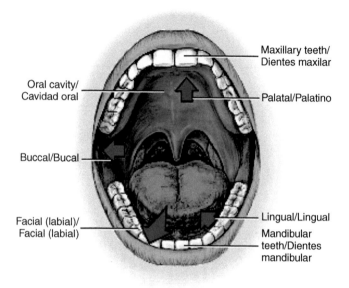

Maxillary teeth/
Dientes maxilar

Oral cavity/
Cavidad oral

Palatal/Palatino

Buccal/Bucal

Facial (labial)/
Facial (labial)

Lingual/Lingual

Mandibular
teeth/Dientes
mandibular

Figure 1-2 Diagram of an oral cavity. *(From Bath-Balogh, M, Fehrenbach MJ:* Illustrated Dental Embryology, Histology and Anatomy, ed 2. *Saunders, Philadelphia, 2006).*

Frenum/frenulum
El frenillo

Gingiva/gingivae
La encía/las encías

Incisor(s)
El(Los) incisivo(s)

Lateral incisor
El incisivo lateral

Lip(s)
El(Los) labio(s)

Lower left/right first premolar
El primer premolar inferior izquierdo/derecho

Mandible/jaw
La mandíbula

Mandibular lateral incisors
Los incisivos laterales inferiores

Mandibular tooth
El diente de la mandíbula

Maxilla
El maxilar

Maxillary central incisors
Los incisivos centrales superiores

Maxillary/mandibular cuspid
El canino superior/inferior

Molar(s)
La(Las) muela(s)/El(Los) molar(es)

Nerve
El nervio

Oral mucosa
La mucosa oral

Oropharynx
La orofaringe

Palate
El paladar

Papilla
La papila

Pharynx
La faringe

Premolar(s)/bicuspid(s)
El(Los) premolar(es)

Pulp
La pulpa

Pulp chamber
La cámara de la pulpa

Root/tooth root
La raíz/raíz del diente

Root canal
El canal de la raíz

Saliva
La saliva

Salivary gland(s)
La(Las) glándula(s) salival(es)

Tongue
La lengua

Tonsils
Las amígdalas

Tooth/teeth
El diente/Los dientes

Upper left/right first/second/third molar
El primer/segundo/tercer molar superior izquierdo/derecho

Uvula
La úvula

ANATOMIC TERMINOLOGY OF THE HEAD AND NECK (SEE FIGURES 2-1 AND 2-2)
TERMINOLOGÍA ANATÓMICA DE LA CABEZA Y EL CUELLO (VEA LAS FIGURAS 2-1 Y 2-2)

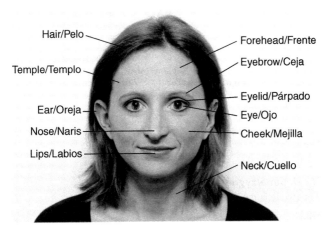

Hair/Pelo
Forehead/Frente
Eyebrow/Ceja
Temple/Templo
Eyelid/Párpado
Ear/Oreja
Eye/Ojo
Nose/Naris
Cheek/Mejilla
Lips/Labios
Neck/Cuello

Figure 2-1 Frontal view of the face.

Artery (arteries)
La(Las) arteria(s)

Blood vessels
Los vasos sanguíneos

Buccal fat pad
La almohadilla grasa bucal

7

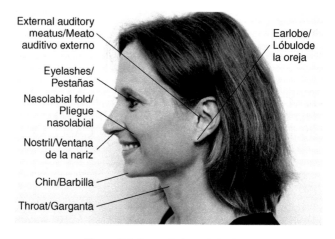

Figure 2-2 Lateral view of the face.

Cheek(s)
La(Las) mejilla(s)

Cheek bone/zygoma
El hueso de la mejilla/malar

Chin
La barbilla

Ear/ears
La(Las) oreja(s)

Eardrum (tympanic membrane)
El tímpano

Esophagus
El esófago

Eustachian tube(s)
La(Las) trompa(s) de eustaquio

Eye(s)
El(Los) ojo(s)

Eyebrow(s)
La(Las) ceja(s)

Eyelash(es)
La(Las) pestaña(s)

Forehead
La frente

Hair
El pelo

Head
La cabeza

Larynx
La laringe

Lip(s)
El(Los) labio(s)

Lymph node(s)
El(Los) ganglio(s) linfático(s)

Lymphatics
Los linfáticos

Mandible
La mandíbula

Maxilla
El maxilar

Minor salivary glands
Las glándulas salivales menores

Mouth
La boca

Muscle(s)
El(Los) músculo(s)

Muscles of mastication
Los músculos de la masticación

Neck
El cuello

Nerve
El nervio

Nerve canal
El canal del nervio

Nose
La nariz

Nostril
La ventanilla de la nariz

Oral cavity
La cavidad oral

Parathyroid glands
Las glándulas paratiroides

Parotid gland(s)
La(Las) glándula(s) parótida(s)

Pharynx
La faringe

Scalp
El cuero cabelludo

Sinus
Los senos nasales

Sublingual gland
La glándula sublingual

Submandibular gland
La glándula submandibular

Throat
La garganta

Thyroid gland
La glándula tiroides

Trachea
La tráquea

Vein(s)
La(Las) vena(s)

GENERAL ANATOMIC TERMINOLOGY (SEE FIGURES 3-1 AND 3-2)
TERMINOLOGÍA ANATÓMICA GENERAL (VEA LAS FIGURAS 3-1 Y 3-2)

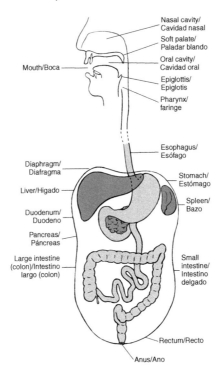

Figure 3-1 Diagram of A, the head, B, the neck, and C, the torso (with internal organs). *(A, From Fehrenbach MJ, Herring SW:* Illustrated Anatomy of the Head and Neck, *ed 3. Saunders, Philadelphia, 2007.* **B** *and* **C,** *From Liebgott B:* The Anatomical Basis of Dentistry, *ed 3. Mosby, St. Louis, 2010.)*

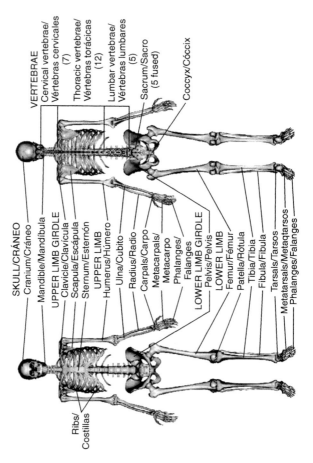

Figure 3-2　Diagram of the skeleton. *(From Liebgott B: The Anatomical Basis of Dentistry, ed 3. Mosby, St. Louis, 2010.)*

Abdomen
El abdomen

Adrenal gland(s)
La(Las) glándula(s) suprarrenal(es)

Ankle(s)
El(Los) tobillo(s)

Anus
El ano

Aorta
La aorta

Arm(s)
El(Los) brazo(s)

Back
La espalda

Brain
El cerebro

Breast(s)
El(Los) seno(s)/El(Los) pecho(s)

Buttocks
Las nalgas

Calf muscle(s)/gastrocnemius
La(Las) pantorrilla(s)/gastrocnemio

Carpal bones
Los huesos del carpo

Cervical vertebra (cervical vertebrae)
La(Las) vértebra(s) cervical(es)

Chest
El pecho

Clavicle
La clavícula

Coronary arteries
Las arterias coronarias

Cranial nerves
Los nervios craneales

Diaphragm
El diafragma

Elbow(s)
El(Los) codo(s)

Fallopian tube(s)
La(Las) trompa(s) de falopio

Femur
El fémur

Femoral artery
La arteria femoral

Finger(s)
El(Los) dedo(s)

Fingernail(s)
La uña del dedo (las uñas de los dedos)

Forearm(s)
El(Los) antebrazo(s)

Foot/feet
El pie/Los pies

Gallbladder
La vesícula biliar

Groin
La ingle

Hand(s)
El(Las) mano(s)

Head
La cabeza

Heart
El corazón

Heel
El calcañar/talón

Hips
Las caderas

Intestines
Los intestinos

Joint
La articulación

Kidney(s)
El(Los) riñón(es)

Knee(s)
La(Las) rodilla(s)

Kneecap/patella
La rótula

Knuckles
Los nudillos

Leg(s)
La(Las) pierna(s)

Ligament
El ligamento

Liver
El hígado

Lung
El pulmón

Nipple(s)
El(Los) pezón(es)

Ovaries
El(Los) ovario(s)

Palm(s)
La(Las) palma(s)

Pancreas
El páncreas

Pectoralis muscles
Los músculos pectorales

Pelvis
La pelvis

Penis
El pene

Prostate gland
La glándula de la próstata

Rectum
El recto

Ribs
Las costillas

Rotator cuff
El manguito de los rotadores

Sacrum
El sacro

Scapula
La escápula

Sciatic nerve
El nervio ciático

Shin
La espinilla

Shoulder(s)
El(Los) hombro(s)

Skin
La piel

Sole
La planta

Spinal cord
La médula espinal

Spine
El espinazo

Sternum
El esternón

Stomach
El estómago

Tendon(s)
El(Los) tendón(es)

Testicle(s)
El(Los) testículo(s)

Thigh(s)
El(Los) muslo(s)

Thoracic vertebrae
Las vértebras torácicas

Thumb(s)
El(Los) pulgar(es)

Toe(s)
El(Los) dedo(s) del pie

Toenails
La(Las) uña(s) de los pies

Torso
El torso

Ureter(s)
El(Los) uréter(es)

Urethra
La uretra

Urinary bladder
La vejiga urinaria

Uterus
El útero

Vagina
La vagina

Vertebrae
Las vértebras

Vertebral disc
El disco vertebral

Waist
La cintura

Wrist(s)
La(Las) muñeca(s)

PART II
Dental Terminology

PARTE II
Terminología Dental

MEDICAL EMERGENCIES
EMERGENCIAS MÉDICAS

Don't swallow. We will help remove it from your mouth.
No trague. Le ayudaremos a removerlo de su boca.

Are you not feeling well? Tell me how you feel. (See Box 4-1)
¿No se está sintiendo bien? Dígame cómo se siente. (Vea el Cuadro 4-1)

Are you feeling _____? (See Box 4-1)
¿Se siente _____? (Vea el Cuadro 4-1)

_____, (Name) has this happened to you before at the dentist?
¿_____, (Nombre) le ha pasado a usted esto antes en el dentista?

Box 4-1 Descriptions of how a patient feels	Cuadro 4-1 Descripciones de cómo se siente el paciente
• Cold and clammy	• Frío(a) y húmedo(a)
• Cold	• Frío(a)
• Disoriented	• Desorientado(a)
• Dizzy	• Mareado(a)
• Hot	• Caliente
• Light-headed	• La cabeza liviana
• Nauseated	• Con náuseas
• Sick to my stomach	• Enfermo(a) del estómago
• Sleepy	• Soñoliento(a)
• Sweaty	• Sudoroso(a)
• Tired	• Cansado(a)

Is there someone we should call?
¿Hay alguien a quien debamos llamar?

You have (fainted/had a seizure).
Usted (se desmayó/tuvo una convulsión).

Turn your head this way to vomit.
Gire la cabeza a este lado para vomitar.

I will call the dentist in since you are not feeling well.
Voy a llamar al dentista ya que usted no se está sintiendo bien.

We will reschedule your appointment since you are not feeling well today.
Vamos a volver a programar su cita ya que no se siente bien hoy.

The dentist will be in charge.
El/La dentista va a estar a cargo.

Remain calm; we are here for you.
Manténgase calmado(a); estamos aquí para usted.

To keep from fainting, please remain calm and keep lying down.
Para evitar que se desmaye, por favor permanezca calmado(a) y quédese acostado(a).

Call (911/medical assistance).
Llame (al 911/a asistencia médica).

We have called (911/medical assistance).
Hemos llamado (al 911/a asistencia médica).

Medical assistance will soon be here.
La asistencia médica estará aquí pronto.

We will stay with you until emergency help gets here.
Nos quedaremos con usted hasta que llegue ayuda para emergencias.

We will be taking your (blood pressure/pulse).
Le tomaremos la (presión arterial/pulso).

Bring in the oxygen for this patient.
Traiga el oxígeno para este paciente.

We will be placing you on oxygen.
Vamos a brindarle oxígeno.

Here's the oxygen mask.
Aquí está la máscara de oxígeno.

Breathe normally with the oxygen.
Respire normalmente con el oxígeno.

Do you need your medications?
¿Usted necesita sus medicamentos?

Use your inhaler for your asthma attack.
Use su inhalador para su ataque de asma.

Use your pills for your heart pain.
Use sus pastillas para el dolor del corazón.

Are you having trouble breathing?
¿Está teniendo problemas para respirar?

Slow down your breathing.
Respire más despacio.

Are you having trouble swallowing?
¿Está teniendo problemas para tragar?

Is your skin itchy?
¿Tiene picazón en la piel?

Is your heart palpitating?
Le está palpitando el corazón?

Do you have any crushing pain in your chest?
Tiene algún dolor opresivo en el pecho?

Is there shooting pain up your arm?
¿Tiene un dolor punzante en el brazo?

Is there a change in your vision?
¿Hay algún cambio en su visión?

We will be injecting you with medicine for your allergy attack.
Le inyectaremos medicamentos para su reacción alérgica.

(Eat/drink) this (sugar/orange juice) to help with your blood sugar.
(Coma/Tome) (esta azúcar/este jugo de naranja) para ayudarle con el azúcar en la sangre.

We will be helping _____ (name) to breathe.
Le estaremos ayudando a _____ (nombre) a respirar.

_____ (name) has gone into (cardiac arrest/unconsciousness).
_____ (nombre) ha entrado en (un paro cardíaco/una pérdida de conocimiento).

We will be performing cardiopulmonary resuscitation (CPR) on _____ (name).
Estaremos llevando a cabo reanimación cardiopulmonar (RCP) a _____ (nombre).

We will be using this automated external defibrillator (AED) on _____ (name).
Estaremos usando este desfibrilador externo automatizado (DEA) en _____ (nombre).

Stand back during the use of the automated external defibrillator.
Retroceda durante el uso del desfibrilador externo automatizado.

DENTAL EMERGENCIES
EMERGENCIAS DENTALES

Do you have a toothache?
¿Tiene dolor de dientes?

Does your (tooth/jaw/TMJ joint) hurt?
¿Le duele su (diente/mandíbula/articulación temporomandibular)?

Do your gums hurt now?
¿Le duelen las encías ahora?

Are you in pain?
¿Tiene dolor?

Is it a (sharp/deep/throbbing) pain?
¿Es un dolor (agudo/profundo/punzante)?

Does it hurt you at night?
¿Le duele en las noches?

Does it hurt when you are lying down?
¿Le duele cuando está acostado(a)?

Is it worse during the day or night?
¿Es peor durante el día o la noche?

Does it hurt when you get up in the morning?
¿Le duele cuando se levanta en la mañana?

Does it hurt when you open wide?
¿Le duele cuando abre grande?

Does the pain get better or worse when you (lie down/ sit up)?
¿El dolor mejora o empeora cuando se (acuesta/sienta)?

How long have you been in pain?
¿Cuánto tiempo lleva con dolor?

Where is the pain?
¿Dónde es el dolor?

Please point to where you have the pain.
Por favor, señale dónde tiene el dolor.

When did the pain start?
¿Cuándo comenzó el dolor?

How many days ago?
¿Hace cuántos días?

Did you have an accident?
Ha tenido algún accidente?

Did you fall?
¿Usted se cayó?

Were you hit in the face?
Se golpeó en la cara?

You are bleeding.
Está sangrando.

You are swollen.
Está hinchado(a).

You have a cut on your _____. (See Box 4-2)
Tiene una cortadura en su(s) _____. (Vea el Cuadro 4-2)

We need to place some stitches to close the cut.
Necesitamos poner algunos puntos para cerrar la cortadura.

Are you taking any medication for the pain?
¿Está tomando algún medicamento para el dolor?

Is it working?
¿Está funcionando

What medication are you taking?
¿Qué medicamentos está tomando?

How often do you take the medication?
¿Con qué frecuencia toma el medicamento?

How long have you been taking the medication?
¿Cuánto tiempo ha estado tomando el medicamento?

Does anything make the pain worse?
¿Hay algo que empeore el dolor?

Are any teeth sensitive to _____? (See Box 4-3)
¿Son algunos dientes sensibles al (a los) _____? (Vea el Cuadro 4-3)

Does it hurt when you bite (hard/soft) things?
¿Le duele cuando muerde cosas (duras/suaves)?

Box 4-2 Parts of the mouth that may be cut	Cuadro 4-2 Partes de la boca que pueden estar cortadas
• Cheek	• Cachete/Mejilla
• Gums/gingiva	• Encías
• Lip	• Labio
• Roof of the mouth	• Cielo de la boca
• Tongue	• Lengua

Box 4-3 **Things that teeth can** **be sensitive to**	**Cuadro 4-3** **Cosas a las que pueden** **ser sensibles los dientes**
• Air • Biting • Cold • Drinking • Heat • Sweets	• Aire • Morder • Frío • Beber • Calor • Dulces

Have you ever had a pain like this before?
¿Ha tenido un dolor como este antes?

Does the tooth feel hot?
¿Se siente caliente el diente?

Is there any (bleeding/swelling/pus)?
¿Hay (algún sangrado/alguna hinchazón/alguna pus)?

Does it hurt deep in the bone or where the tooth and gum meet?
¿Le duele en lo profundo del hueso o donde se une el diente con la encía?

This tooth cannot be saved.
No podemos salvar este diente.

Would you like to try to save this tooth?
¿Le gustaría tratar de salvar este diente?

Does the tooth feel loose?
¿El diente se siente suelto?

Does more than one tooth hurt?
¿Le duele más de un diente?

Does the pain extend to the top and bottom jaws?
¿El dolor se extiende hacia las quijadas de arriba y abajo?

I am going to tap on your teeth slightly. Let me know if any tooth hurts.
Voy a golpear sus dientes ligeramente. Hágame saber si algún diente le duele.

Does it hurt when I press here?
¿Le duele cuándo aprieto aquí?

Which tooth hurts more, this one or this one?
¿Cuál diente le duele más, éste o éste?

Does the tooth feel sharp?
¿Su diente se siente afilado?

Is it cutting your tongue?
¿Esto le está cortando la lengua?

Please bite down slowly.
Por favor muerda lentamente.

Please tap your teeth together.
Por favor choque sus dientes unos con otros.

Please slowly bite down on this firmly. If it hurts, then stop biting immediately.
Por favor, muerda esto lenta y firmemente. Si le duele, entonces deje de morder inmediatamente.

Would you like me to take care of this problem now?
¿Le gustaría que me encargara de este problema ahora?

Would you like me to give you medication to relieve the pain?
¿Le gustaría que le diera medicamentos para aliviar el dolor?

I want to give you medication to relieve the pain. Here is a prescription.
Quiero darle medicamentos para aliviar el dolor. Aquí tiene una receta.

Take the medicine every _____ hours.
Tome el medicamento cada _____ horas.

This pain medication has a narcotic in it. Do not drink alcohol or drive or operate machinery if you take it.
Este medicamento para el dolor contiene un narcótico. No tome alcohol ni maneje u opere maquinaria si lo toma.

This medication does not have a narcotic in it.
Este medicamento no contiene ningún narcótico.

Does it hurt when you open and close your mouth?
¿Le duele cuando abre y cierra la boca?

Does it hurt here?
¿Le duele aquí?

We need to take a radiograph of this (area/tooth).
Necesitamos tomar una radiografía de (esta área/este diente).

I will know more about your problem when I see the radiograph.
Voy a saber más sobre su problema cuando vea la radiografía.

I can see on the radiograph that you have _____. (See Box 4-4)
Puedo ver en la radiografía que usted tiene _____. (Vea el Cuadro 4-4)

From this radiograph, I do not see anything wrong with your tooth.
En esta radiografía, no veo nada mal con su diente.

Box 4-4 Problems that can be detected on a radiograph	Cuadro 4-4 Problemas que pueden ser detectados en una radiografía
• An abscess	• Un absceso
• A cracked tooth	• Un diente fraccionado
• A cyst	• Un quiste
• A fractured jaw	• Una mandíbula fracturada
• A fractured tooth	• Un diente fracturado
• A gum infection	• Una infección de encía
• An impacted tooth	• Un diente retenido
• An infection	• Una infección
• A tumor	• Un tumor
• Bone fracture	• Una fractura de hueso
• Bone spur	• Un espolón de hueso
• Caries/cavities	• Caries
• Dry socket	• Un alveolo seco

Was anything done to this tooth recently?

¿Se le hizo algo a este diente recientemente?

If this tooth is extracted you should fill the space with a(n) (implant/bridge/partial denture) in the near future.

Si este diente es extraído, usted debe llenar el espacio con (un implante/ un puente/una dentadura parcial) en un futuro no muy lejano.

This procedure will stop the pain, but the treatment is not finished.

Este procedimiento detendrá el dolor, pero el tratamiento no se ha terminado.

You need to come back in _____ days to have the treatment finished.

Usted necesita regresar en _____ días para terminar el tratamiento.

You should return for a full exam.

Usted debe regresar para un examen completo.

During the full exam, I can see if there are any other problems with your teeth.

Durante el examen completo, podré ver si hay otros problemas con sus dientes.

DENTAL TRAUMA (AVULSED TOOTH)
TRAUMATISMO DENTAL (DIENTE AVULSO)

When was the accident?

¿Cuándo fue el accidente?

Where was the accident?

¿Dónde fue el accidente?

Where did you find the tooth?

¿Dónde encontró el diente?

What did you do with the tooth?

¿Qué hizo con el diente?

Do you have the tooth?

Tiene usted el diente?

We need to take a radiograph of the area.
Necesitamos tomar una radiografía del área.

We will reimplant the tooth.
Vamos a reimplantar el diente.

We will stabilize the tooth with a splint.
Estabilizaremos el diente con una férula.

The area will be very sore.
El área estará muy adolorida.

The tooth will need to have a root canal treatment.
El diente necesitará un tratamiento de canal radicular.

We need to see you again in _____ days.
Necesitaremos verle otra vez en _____ días.

THE DENTAL EXAMINATION
EL EXAMEN DENTAL

General Phrases
Frases Generales

Please open your mouth.
Por favor, abra la boca.

Are you happy with your smile?
¿Está usted contento(a) con su sonrisa?

Do your teeth work well for you?
¿Funcionan bien sus dientes?

Do you have any problems with your speech?
¿Tiene algún problema con su habla?

Are you happy with the (color/shape) of your teeth?
¿Está contento(a) con (el color/la forma) de sus dientes?

Is there anything you would like to change about your teeth?
¿Hay algo que le gustaría cambiar de sus dientes?

Are you happy with your dental work?
¿Está contento(a) con su trabajo dental?

Today I will do a complete oral exam.
Hoy le haré un examen oral completo.

We examine your teeth on your first visit.
Examinaremos sus dientes en su primera visita.

We will reexamine your teeth each time.
Reexaminaremos sus dientes cada vez.

Are you comfortable while I examine your teeth?
¿Está cómodo(a) mientras le examino los dientes?

Let me know if you are uncomfortable while I examine your teeth.
Hágame saber si está incómodo(a) mientras le examino los dientes.

I will be using a (dental instrument/camera) to examine your teeth.
Usaré (un instrumento dental/una cámara) para examinarle los dientes.

I will be gentle when examining your teeth.
Seré cuidadoso(a) mientras le examino los dientes.

We will chart your fillings, (cavities/caries), tooth position, and bite.
Registraremos sus empastaduras, (caries), posiciones de dientes, y su mordida.

I will examine your fillings to see if there is any decay around them.
Examinaré sus empastaduras para ver si hay alguna descomposición alrededor de ellas.

I will examine your bite.
Examinaré su mordida.

I will use this colored tape to check your bite.
Usaré esta cinta de color para examinar su mordida.

We will check the radiographs also.
Revisaremos las radiografías también.

Has any treatment been suggested for that tooth?
¿Se le ha sugerido algún tratamiento para ese diente?

Has this tooth had (an abscess/a gum boil)?
¿Este diente ha tenido un (absceso/flemón)?

Have you had a root canal on this tooth?
¿Ha tenido un canal radicular en este diente?

(When/Why) did you have that tooth extracted?
¿(Cuándo/Por qué) fue extraído ese diente?

Your dental chart will be stored in our computer.
Su expediente dental será guardado en nuestra computadora.

Here's a (mirror/camera). Let's look at your teeth.
Aquí tiene (un espejo/una cámara). Veamos sus dientes.

I want to check the position of your tongue when you swallow.
Quiero revisar la posición de su lengua cuando traga.

I will need to hold your lips apart to check your swallowing.
Necesitaré aguantar sus labios para revisar cómo traga.

Put your teeth together.
Junte los dientes.

Swallow.
Trague.

INTRAORAL ASSESSMENT
EVALUACIÓN INTRAORAL

Hello, I am Doctor, _____, your dentist.
Hola, soy el Doctor (M)/la Doctora (F), _____, su dentista.

I will be performing an assessment on you today.
Hoy le estaré haciendo una evaluación.

I will be planning your dental hygiene treatment based on my assessment.
Planificaré su tratamiento de higiene dental de acuerdo a mi evaluación.

I will be (examining/palpating) your _____ in order to obtain some information about your health. (See Box 5-1)
Estaré (examinando/palpando) su _____ para obtener información sobre su salud. (Vea el Cuadro 5-1)

For your protection I will be wearing gloves while I (examine/palpate) your _____. (See Box 5-1)
Para su protección, usaré guantes mientras (examino/palpo) su _____. (Vea el Cuadro 5-1)

Box 5-1 Intraoral structures	Cuadro 5-1 Estructuras intraorales
• Cheek	• Cachete/Mejilla
• Floor of the mouth	• Piso de la boca
• Gums/gingiva	• Encías
• Lip	• Labio
• Mouth	• Boca
• Mucosa	• Mucosa
• Ridge	• Reborde
• Roof of the mouth (palate)	• Cielo de la boca (paladar)
• Salivary gland	• Glándulas salivales
• Taste buds	• Papilas gustativas
• Throat (pharynx)	• Garganta (faringe)
• Tongue	• Lengua
• Tonsil	• Amígdala
• Uvula	• Úvula

With my fingers I will be applying slight, temporary pressure in your mouth to examine it.

Aplicaré una presión leve, temporal en su boca con los dedos para examinarle.

Are you comfortable while I examine your mouth?

¿Está cómodo(a) mientras examino su boca?

Let me know if you are uncomfortable while I examine your mouth.

Hágame saber si está incómodo(a) mientras examino su boca.

Remove your (appliance/denture/retainer).

Quítese su (aparato/dentadura/retenedor).

(Open/Close) your mouth.

(Abra/Cierre) la boca.

Partially open your mouth.

Abra la boca parcialmente.

Close it slightly.
Ciérrela levemente.

Bend your head (forward/backward).
Eche la cabeza hacia (adelante/atrás).

Turn your head to the (right/left).
Gire la cabeza hacia la (derecha/izquierda).

Stick your tongue out.
Saque la lengua.

Touch your tongue to the roof of your mouth.
Toque el cielo de la boca con la lengua.

I will need to hold your tongue to examine it.
Necesitaré sujetarle la lengua para examinarla.

Move your lower jaw to the (right/left).
Mueva la mandíbula inferior hacia la (derecha/izquierda).

Move your lower jaw (forward/backward).
Mueva la mandíbula inferior hacia (adelante/atrás).

Put your teeth together and bite down hard.
Junte los dientes y muerda fuertemente.

Say "ah."
Diga "a."

Have your tonsils been (infected/removed)?
¿Ha tenido las amígdalas (infectadas/extraídas)?

You have a chewing line in your cheek.
Usted tiene una línea de mordida en su cachete.

Do you (bite/chew) your cheeks?
Se (muerde/mastica) los cachetes?

Have you burned your mouth with hot food or drink recently?
¿Se ha quemado la boca con un alimento o bebida caliente recientemente?

Do you feel any pain when I press here?
Siente dolor cuando presiono aquí?

Do you feel pain when you do that?
Siente dolor cuando hace eso?

Did you notice this?
¿Usted notó esto?

Does this bother you?
¿Le molesta esto?

How long have you had this?
¿Por cuánto tiempo ha tenido esto?

Have you had (lip/mouth) cancer?
¿Ha tenido cáncer (del labio/de la boca)?

Have you had trauma to your (face/teeth)?
¿Ha sufrido un traumatismo en (la cara/los dientes)?

Have you had treatment for this?
¿Ha tenido algún tratamiento para esto?

I will be using this (brush/dye) and (light/rinse) to check your tissues.
Usaré este (cepillo/tinte) y (luz/enjuague) para examinar sus tejidos.

DISCUSSION OF SOFT TISSUE FINDINGS

DISCUSIÓN DE LOS RESULTADOS EN EL TEJIDO SUAVE

Have you seen this_____? (See Box 5-2)
¿Ha visto este/esta _____? (Vea el Cuadro 5-2)

I found this _____ in your mouth. (See Box 5-2)
Encontré este/esta _____ en su boca. (Vea el Cuadro 5-2)

You will need to have the _____ removed. (See Box 5-2)
Tendremos que extraer este/esta _____. (Vea el Cuadro 5-2)

An oral surgeon can do this for you.
Un(a) cirujano(a) oral puede hacer esto por usted.

We can refer you to an oral surgeon.
Podemos referirle a un(a) cirujano(a) oral.

Box 5-2 **Common intraoral** **findings**	**Cuadro 5-2** **Hallazgos intraorales** **comunes**

• Bleeding (hemorrhage)
• Blister (vesicle)
• Bruise (hematoma)
• Burning
• Change in color
• Enlargement
• Growth
• Healing
• Infection
• Itching
• Lesion
• Numbness (paresthesia)
• Patch (macule/papule/
   nodule)
• Soreness
• Tingling
• Tumor (cancer)
• Ulcer
	• Sangrado (hemorragia)
	• Ampolla (vesícula)
	• Magulladura (hematoma)
	• Quemadura
	• Cambio en color
	• Agrandamiento
	• Crecimiento
	• Curación
	• Infección
	• Picazón
	• Lesión
	• Adormecimiento (parestesia)
	• Parche (mácula/pápula/
	   nódulo)
	• Dolor
	• Hormigueo
	• Tumor (cáncer)
	• Úlcera

STUDY MODEL IMPRESSIONS
IMPRESIONES DEL MODELO DE ESTUDIO

We are going to take an impression of your (teeth/ mouth).

Vamos a hacer una impresión de (sus dientes/su boca).

A dental impression makes a negative copy of your (teeth/mouth) using a (soft/pudding-like) material.

Una impresión dental hace una copia negativa de (sus dientes/su boca) usando un material blando.

Dental plaster is poured into the impression to produce a copy of your teeth.

Se vierte yeso dental dentro de la impresión para hacer una copia de sus dientes.

The material is soft now but will harden.
El material está blando ahora, pero se endurecerá.

We will then be able to remove it without damaging your mouth.
Entonces podremos quitarlo sin dañar su boca.

Let's try this tray for size.
Probemos esta bandeja para el tamaño.

I need to dry your mouth before the impression.
Necesito secarle la boca antes de tomar la impresión.

I need to place some of the impression material on your teeth.
Necesito colocar un poco del material de impresión en sus dientes.

Relax!
¡Relájese!

Breathe through your nose.
Respire por la nariz.

Are you comfortable with the impression?
¿Está cómodo(a) con la impresión?

Let me know if you are not comfortable with the impression.
Hágame saber si está incómodo(a) con la impresión.

Do you gag?
¿Tiene náuseas?

We will use (nitrous oxide/topical spray) to help you with your gagging.
Usaremos (óxido nitroso/rocío tópico) para ayudarle con las náuseas.

We need to take the impression again.
Necesitamos tomar la impresión nuevamente.

Let's look at the plaster model made from the impression of your (mouth/teeth).
Veamos el modelo de yeso hecho de la impresión de (su boca/sus dientes).

PHOTOGRAPHIC EXAMINATION
EXAMEN FOTOGRÁFICO

**We are going to take a picture of your _____.
(See Box 5-3)**
Vamos a tomar una foto de su(s) _____. (Vea el Cuadro 5-3)

This camera takes a (picture/video) inside your mouth.
Esta cámara toma (una foto/un video) dentro de su boca.

Your (picture/video) will be stored in our computer.
Su (foto/video) estará guardada(o) en nuestra computadora.

EVALUATION OF THE TEETH AND RESTORATIONS
EVALUACIÓN DE LOS DIENTES Y LAS RESTAURACIONES

Restorative Examination
Examen Restaurativo

We will be examining your teeth for _____. (See Box 5-4)
Examinaremos sus dientes para _____. (Vea el Cuadro 5-4)

Box 5-3 Common photos taken in the dental office	Cuadro 5-3 Fotos comunes tomadas en la oficina del dentista
• Face	• Cara
• Head	• Cabeza
• Lesion	• Lesión
• Lips	• Labios
• Mouth	• Boca
• Profile	• Perfil
• Smile	• Sonrisa
• Tooth (teeth)	• Dental (dientes)

Box 5-4 Types of dental conditions commonly found at a restorative treatment appointment	Cuadro 5-4 Tipos de condiciones dentales encontradas comúnmente en una cita de tratamiento restaurativo
• Decay/caries/cavities	• Descomposición/caries/cavidades
• Attrition	• Desgaste
• Abrasion	• Abrasión
• Position	• Posición
• Staining	• Manchas

Do you know what (caries are/a cavity is)?
¿Usted sabe lo que (son las caries/es una cavidad)?

We have a new detection device that uses an extremely powerful light to check for (decay/caries/cavities).
Tenemos un nuevo aparato de detección que usa una luz extremadamente potente para averiguar si hay (descomposición/caries/cavidades).

We will use an instrument called an explorer to look for (decay/caries/cavities) on all tooth surfaces.
Usaremos el instrumento llamado explorador para buscar (descomposición/caries/cavidades) en todas las superficies del diente.

This is an explorer.
Esto es un explorador.

When an explorer "sticks" in a crevice in your tooth, it means that we have found (decay/caries/a cavity) in your tooth.
Cuando el explorador se adhiere a la grieta de su diente, quiere decir que hemos encontrado una (descomposición/carie/cavidad) en su diente.

Is this tooth sensitive to _____? (See Box 5-5)
¿Es este diente sensible al/a los _____? (Vea el Cuadro 5-5)

What type of pain are you having in this area?
   (See Box 5-6)
¿Qué tipo de dolor tiene en esta área? (Vea el Cuadro 5-6)

Does it bother you when I do this?
¿Le incomoda cuando hago esto?

Discussion of Findings
Discusión de los Resultados

You have (caries/a cavity) in this tooth.
Usted tiene (caries/una cavidad) en este diente.

Box 5-5 Things that teeth can be sensitive to	Cuadro 5-5 Cosas a las cuales los dientes pueden ser sensibles
• Air • Biting • Cold • Drinking • Heat • Sweets	• Aire • Morder • Frío • Beber • Calor • Dulces

Box 5-6 Descriptions of pain	Cuadro 5-6 Descripciones del dolor
• Intense • Spontaneous • Continuous	• Intenso • Espontáneo • Continuo

This spot on the radiograph shows the location of decay in your tooth.
Este punto en la radiografía muestra la localización de la descomposición en su diente.

RESTORATIVE TREATMENT PLANNING
PLANIFICACIÓN DEL TRATAMIENTO RESTAURATIVO

You need to have the decay removed and a filling put in place.
Es necesario remover la descomposición y colocar una empastadura.

We recommend _____ as the best filling material for this situation. (See Box 5-7)
Recomendamos el/la _____ como el mejor material de empastadura para esta situación. (Vea el Cuadro 5-7)

We will fill the tooth with _____. (See Box 5-7)
Llenaremos el diente con _____. (Vea el Cuadro 5-7)

We will need to (anesthetize/numb/put to sleep) the tooth.
Necesitaremos (anestesiar/adormecer/dormir) el diente.

We will be using anesthetic to do this.
Utilizaremos anestésico para hacer esto.

We will then (anesthetize/numb/put to sleep) the tissue.
Necesitaremos (anestesiar/adormecer/dormir) el tejido.

Box 5-7 Types of fillings	Cuadro 5-7 Tipos de empastaduras
• Silver	• Plata
• White	• Blanca
• Amalgam	• Amalgama
• Metal	• Metal
• Composite	• Composición
• Tooth-colored	• Del color del diente
• Bonded	• Consolidada

When we make the injection, it may feel like a little mosquito bite.

Cuando le pongamos la inyección, podría sentir como una pequeña mordedura de mosquito.

DISCUSSION OF TOOTH-RELATED FINDINGS
DISCUSIÓN DE LOS RESULTADOS RELACIONADOS AL DIENTE

This tooth is _____. (See Box 5-8)
Este diente está _____. (Vea el Cuadro 5-8)

How long have you had _____? (See Box 5-8)
¿Por cuánto tiempo ha tenido _____? (Vea el Cuadro 5-8)

This tooth needs to be _____. (See Box 5-8)
Este diente necesita ser _____. (Vea el Cuadro 5-8)

Box 5-8 Common dental examination findings	Cuadro 5-8 Hallazgos comunes del examen dental

• Straightened (braces)
• Bridge
• Broken
• Cap (crown)
• Decayed
• Pulled (extracted) (extraction)
• Filling (restored)
  (restoration)
• Implant
• Lingual bar
• Root canal
• Sealant
• Sealed
• Space
	• Enderezado (frenillos)
	• Puente
	• Roto
	• Corona
	• Descompuesto
	• Sacado (extraído) (extracción)
	• Empastadura (restaurado)
	  (restauración)
	• Implante
	• Barra lingual
	• Canal radicular
	• Sellador
	• Sellado
	• Espacio

We found _____ (cavities/caries).
Encontramos _____ (cavidades/caries).

PATIENT ASSESSMENT AND TREATMENT PLANNING
LA EVALUACIÓN DEL PACIENTE Y LA PLANIFICACIÓN DEL TRATAMIENTO

We will evaluate your oral health needs and present you with a treatment plan. Our treatment plans can be divided into four distinct phases: systemic, disease control, definitive, and maintenance.
Evaluaremos las necesidades de su salud oral y le presentaremos un plan de tratamiento. Nuestros planes de tratamiento pueden dividirse en cuatro fases: sistémica, control de enfermedad, definitiva, y mantenimiento.

Note: Questions and statements in this chapter may pertain to more than one phase of treatment planning.
Nota: Las preguntas y declaraciones en este capítulo pueden ser apropiadas para más de una fase de la planificación de tratamiento.

SYSTEMIC TREATMENT PHASE
FASE SISTÉMICA DEL TRATAMIENTO

The systemic phase of treatment planning takes a holistic approach to your oral care.
La fase sistémica involucra un acercamiento holístico para su cuidado oral.

The systemic phase takes into account your systemic health and the ways in which your oral conditions may be affecting it.
La fase sistémica toma en cuenta su salud sistémica y las maneras en que sus condiciones orales pueden estar afectándola.

The systemic phase takes into account your oral health and the ways in which your systemic health may be affecting it.
La fase sistémica toma en cuenta su salud oral y las maneras en que su salud sistémica puede estar afectándola.

We have evidence that the inflammatory process infecting your gums may be at play in other systemic diseases of a similar nature, such as stroke, heart disease, and diabetes.
Hay evidencia de que el proceso de inflamación infectando sus encías puede participar en otras enfermedades sistémicas de la misma naturaleza, como apoplejía, enfermedad cardíaca, y diabetes.

How are you?
¿Cómo está usted?

How do you feel today?
¿Cómo se siente hoy?

Do you see a doctor regularly? How is your health?
¿Ve a su doctor(a) regularmente? ¿Cómo está su salud?

Do you take any medication?
¿Toma algún medicamento?

Did you take any medication today?
¿Tomó algún medicamento hoy?

What medication do you take?
¿Qué medicamento toma?

Do you have any bottles of the medication with you?
¿Tiene algunas botellas del medicamento con usted?

Do you have high blood pressure?
¿Tiene la presión arterial alta?

Do you have any heart problems?
¿Tiene alguna enfermedad del corazón?

Do you take antidepressants?
¿Toma antidepresivos?

Do you take blood thinners?
¿Toma diluentes sanguíneos?

Are you allergic to any medication?
¿Es alérgico(a) a algún medicamento?

Do you have diabetes?
¿Tiene diabetes?

Do you have a heart condition?
¿Tiene una condición cardíaca?

Have you ever had a stroke?
¿Ha tenido alguna vez una apoplejía?

Have you ever had a problem with Novocaine or any dental local anesthetic?
¿Ha tenido alguna vez un problema con la novocaína o con algún anestésico local dental?

Has a doctor ever told you that you need to take an antibiotic before seeing a dentist?
¿Algún(a) doctor(a) le ha dicho alguna vez que necesita tomar un antibiótico antes de ver al/a la dentista?

What is your doctor's name and phone number?
¿Cuál es el nombre de su doctor(a) y su número de teléfono?

Do you have a bleeding problem?
¿Tiene un problema de sangrado?

Is there anything else related to your health that you would like to tell us?
¿Hay algo más relacionado a su salud que desea decirnos?

Have you been in the hospital lately?
¿Ha estado en el hospital recientemente?

When did you go in? When did you get out?
¿Cuándo ingresó? ¿Cuándo salió?

What did you go in for?
¿Por qué ingresó?

Medications you take can have an effect on your mouth.
Los medicamentos que usted toma pueden tener un efecto en su boca.

(Physical/Systemic) problems that you have can affect your mouth.
Los problemas (físicos/sistémicos) que usted tiene pueden afectar su boca.

ACUTE TREATMENT PHASE
FASE DE TRATAMIENTO AGUDO

In the acute treatment phase, we focus on relieving your immediate pain. During this phase, we also try to address your other primary concerns, such as function or esthetics (loss or fracture of front teeth).
En la fase de tratamiento agudo, nos centramos en el alivio del dolor inmediato. Durante esta fase, también tratamos de responder a otras preocupaciones primarias, como la función o la estética (la pérdida o la fractura de los dientes delanteros).

What brings you to our office today?
¿Qué le trae a nuestra oficina hoy?

Did you break a tooth?
¿Se rompió un diente?

Did you lose a tooth?
¿Perdió un diente?

Do you have a toothache?
¿Tiene dolor de muelas?

How would you rate your pain on a scale from zero (no pain) to ten (most pain)?
¿Cómo calificaría su dolor en una escala de cero (sin dolor) a diez (mucho dolor)?

Is your main concern pain?
¿Es el dolor su principal preocupación?

Is your main concern esthetics?
¿Es su principal preocupación la estética?

Can you eat?
¿Puede comer?

Have you been able to sleep?
¿Ha podido dormir?

What would you like for us to do for you today?
¿Qué quiere que hagamos hoy por usted?

DISEASE CONTROL PHASE
FASE DE CONTROL DE LA ENFERMEDAD

**In the disease control phase, we will focus on getting your
(caries/periodontal disease) under control. We will also
treat any other oral infections. At the end of the disease
control phase, we will evaluate the treatment options for
long-term solutions to your dental concerns. This phase
typically involves simple fillings, initial periodontal
therapy (cleaning), oral surgery (extractions), or
endodontics (root canal therapy).**

En la fase del control de la enfermedad, nos enfocaremos en dejar
(sus caries/su enfermedad periodontal) bajo control. También
trataremos cualquier infección oral. Al final de la fase del control
de la enfermedad, evaluaremos las opciones de tratamiento para
soluciones a largo plazo a sus preocupaciones dentales. Esta fase
suele incluir empastaduras simples, terapia periodontal inicial
(limpieza), cirugía oral (extracciones), o endodoncia (terapia del
canal radicular).

You have _____ cavities.
Usted tiene _____ caries.

You have _____ teeth that need treatment.
Usted tiene _____ dientes que necesitan tratamiento.

You have _____ teeth that cannot be saved.
Usted tiene _____ dientes que no pueden ser salvados.

You have _____ teeth with periodontal disease.
Usted tiene _____ dientes con enfermedades periodontales

I suggest that we first take care of your gum problems and then do the fillings you need.
Le sugiero que primero nos encarguemos de sus problemas de las encías, y después hagamos las empastaduras que necesita.

DEFINITIVE TREATMENT PHASE
FASE DE TRATAMIENTO DEFINITIVO

The definitive phase of treatment includes all of the long-term solutions designed to provide maximal esthetics, phonetics, and function. We will let you know the type of dental restoration and (additional) periodontal (gum) therapy that you will need in order to achieve a healthy mouth. The treatment may involve orthodontia (braces) or elective oral surgery. It typically includes many forms of fixed or removable dental reconstruction. We will spell it out exactly for you.
La fase de tratamiento definitivo incluye todas las soluciones a largo plazo diseñadas para proveer máxima estética, fonética, y función. Le haremos saber qué tipo de terapias dentales de restauración periodontal (de encía y adicionales) usted necesitará para tener una boca saludable. El tratamiento puede incluir ortodoncia (frenillos) o cirugía dental electiva. Típicamente incluye muchas formas de reconstrucción dental fija o removible. Lo explicaremos para usted en detalle.

I would like to refer you to a (periodontist/endodontist/oral surgeon).
Me gustaría enviarle a un(a) (periodontista/endodontista/cirujano(a) oral).

Are you interested in saving your teeth?
¿Está usted interesado(a) en salvar sus dientes?

Your dental condition is (fair/good/excellent/poor).
Su condición dental es (regular/buena/excelente/mala).

This would be a good option for you.
Esto sería una buena opción para usted.

If you don't do this, you will probably have problems with this tooth (these teeth) in the future.
Si usted no hace esto, probablemente tendrá problemas con este diente (estos dientes) en el futuro.

Orthodontics need to be completed before the missing teeth are replaced.
Necesitamos terminar la ortodoncia antes de sustituir los dientes que faltan.

It is more efficient when all restorations in a quadrant are completed in one visit.
Es más eficiente cuando todas las restauraciones en un cuadrante se terminan en una visita.

There is no such thing as a permanent filling.
Las empastaduras no son permanentes.

The life of a filling depends on many factors out of the dentist's control.
La vida de una empastadura depende de muchos factores fuera del control del/de la dentista.

Orthodontics cannot be started until all the decay has been removed.
No podemos iniciar la ortodoncia hasta que se elimine toda la descomposición.

MAINTENANCE TREATMENT PHASE
FASE DE MANTENIMIENTO DEL TRATAMIENTO

At the conclusion of your dental treatment, we will let you know exactly what steps you need to take in order to maintain a healthy mouth. Preventing future problems is our goal.
Al concluir su tratamiento dental, le haremos saber exactamente qué medidas necesita tomar para mantener una boca sana. La prevención de problemas futuros es nuestra meta.

All the dental treatment you needed is now completed.
Todo el tratamiento dental que usted necesita está terminado.

Do you have any questions?
¿Tiene preguntas?

Remember to brush and floss all your teeth every day.
Recuerde cepillarse y limpiar con hilo dental sus dientes todos los días.

**Don't forget to return to the office every _____ months to
have an exam and prophylaxis (cleaning).**
No olvide volver a la consulta cada _____ meses para hacerle un
examen y una profilaxis (limpieza).

**If you return regularly to the office for a checkup and a
cleaning, we can help you prevent future dental problems.
If dental problems start, they can be detected early and
treated easily.**
Si regresa regularmente a la consulta para un chequeo y una limpieza,
podemos ayudarle a prevenir problemas dentales futuros. Si
surgen problemas dentales, pueden ser detectados temprano y
tratarse fácilmente.

Prevention of decay and gum disease is important.
Es importante prevenir la descomposición y la enfermedad de las encías.

It is less expensive to prevent problems than to fix problems.
Es menos costoso prevenir los problemas que arreglarlos.

Don't suck on hard candies or mints.
No chupe bombones o mentas duros.

Don't smoke.
No fume.

**Clean your (teeth, bridges, partials, dentures) as you have
been instructed.**
Limpie sus (dientes, puentes, dentaduras parciales, dentaduras) como
le han enseñado.

It has been a pleasure helping you obtain great dental health.
Ha sido un placer ayudarle a obtener una excelente salud dental.

Smile big.
Sonría grande.

If you were pleased with our service, we would appreciate it if you would tell your friends and relatives about us.
Si está satisfecho(a) con nuestro servicio, apreciaríamos que les
hablara sobre nosotros a sus amigos y parientes.

COMMON PATIENT QUESTIONS AND RESPONSES
PREGUNTAS Y RESPUESTAS COMUNES DE PACIENTES

Patient Questions
Preguntas de Pacientes

Can this tooth be _____? (See Box 5-9)
¿Este diente puede ser _____? (Vea el Cuadro 5-9)

How many teeth need to be _____? (See Box 5-9)
¿Cuántos dientes necesitan ser _____? (Vea el Cuadro 5-9)

What are you going to do?
¿Qué va a hacer usted?

Will it hurt?
¿Dolerá?

Can I be numbed?
¿Me puede adormecer?

Box 5-9 Common procedures that patients inquire about	Cuadro 5-9 Procedimientos comunes sobre los que los pacientes preguntan
• Capped (crowned) • Pulled (extracted) • Filled (restored) • Lost • Root canal • Saved	• Coronado(s) • Extraído(s) • Empastado(s) (restaurado(s)) • Perdido(s) • Canal radicular • Salvado(s)

Do I have to be numbed?
¿Necesito ser adormecido(a)?

Are you going to give me a shot?
¿Me va a poner una inyección?

Can I have gas?
¿Me puede poner gas?

Will I be able to drive home?
¿Podré manejar hasta mi casa?

Do I have to come back?
¿Tengo que regresar?

How much will it cost?
¿Cuánto va a costar?

What kind of (toothbrush/toothpaste) should I use?
¿Qué clase de (cepillo de dientes/pasta de dientes) debo usar?

How much toothpaste should (I/they) use?
¿Cuánta pasta de dientes (debo/deben) usar?

PATIENT RESPONSES
RESPUESTAS DE PACIENTES

My (tooth/gum/mouth) is okay.
Mi (diente/encía/boca) está bien.

My (tooth/gum/mouth) hurts here.
Mi (diente/encía/boca) duele aquí.

When I (bite/chew/eat) this tooth hurts.
Cuando (muerdo/mastico/como) este diente me duele.

My tooth hurts with (cold/heat/sweets).
Mi diente me duele con (frío/calor/dulces).

I have an (abscess/gum boil) in this tooth. Right here.
Tengo un (absceso/flemón) en este diente. Aquí.

I have (bleeding/an infection) here.
Tengo (un sangrado/una infección) aquí.

I had a radiograph taken of the tooth.
Me tomaron una radiografía del diente.

Be careful with my (tooth/gum/mouth).
Tenga cuidado con mi (diente/encía/boca).

I've been without teeth for (_____ months/_____ years).
He estado sin dientes por (_____ meses/_____ años).

I don't want a new denture.
No quiero una nueva dentadura.

I want a new denture.
Quiero una nueva dentadura.

I like the way my old denture (felt/looked).
Me gusta como mi dentadura vieja se (sentía/veía).

My denture is (broken/loose/lost).
Mi dentadura está (rota/suelta/perdida).

My denture hurts my gum when I (eat/smile/speak).
Mi dentadura me lastima las encías cuando (como/sonrío/hablo).

I (brush/floss) _____ times day.
Yo me (cepillo/limpio con hilo dental) _____ veces al día.

I use a (hard/soft) toothbrush.
Yo uso un cepillo de dientes (duro/suave).

Flossing is too hard.
Limpiarse con hilo dental es demasiado difícil.

I have no time for flossing.
Yo no tengo tiempo para limpiarme los dientes con hilo dental.

I am concerned about (my/my child's) _____. (See Box 5-10)
Me preocupa(n) _____ en (mí/mi niño(a)). (Vea el Cuadro 5-10)

I have never had my teeth cleaned.
Nunca me han hecho limpieza dental.

It's been a long time since my last cleaning.
Ha pasado mucho tiempo desde mi última limpieza.

My teeth are sensitive.
Mis dientes son sensibles.

Box 5-10 **Conditions that patients may be concerned about**	**Cuadro 5-10** **Condiciones que pueden preocupar a los pacientes**
• Bad breath • Bleeding gums • Cavities • Dry mouth • Exposed root • Fillings • Stain • Tartar/calculus	• El mal aliento • Las encías sangrando • Las caries • La boca reseca • La raíz expuesta • Las empastaduras • La mancha • El sarro/el cálculo

Don't touch this area when you are cleaning.
No toque esta área cuando esté limpiando.

My gums are bleeding.
Mis encías están sangrando.

Does a cleaning remove the tooth?
¿Una limpieza remueve el diente?

I need _____. (See Box 5-11)
Necesito _____. (Vea el Cuadro 5-11)

Box 5-11 **Possible patient needs during treatment**	**Cuadro 5-11** **Posibles necesidades del paciente durante el tratamiento**
• More numbing • More rinsing • More suction • Nitrous oxide • To sit upright • To spit • Warm water rinse	• Más adormecimiento • Más enjuague • Más succión • Óxido nitroso • Sentarme derecho(a) • Escupir • Enjuague de agua tibia

PREVENTIVE DENTISTRY
ODONTOLOGÍA PREVENTIVA

I am a dental hygienist.
Yo soy un(a) higienista dental.

We want to help (you/your family) keep (your/their) teeth and gums healthy.
Queremos ayudarle a (usted/su familia) a mantener sus dientes y encías saludables.

We want to help (you/your family) keep (your/their) smile(s).
Queremos ayudarle a (usted/su familia) a mantener su sonrisa.

Regular dental (checkups/examinations) and cleanings prevent dental disease.
(Las revisiones/Los exámenes) dentales y limpiezas regulares previenen la enfermedad dental.

(Your dentist/We) can help prevent problems and catch any problems while they are easy to treat.
(Su dentista puede/Nosotros podemos) ayudarle a prevenir y a detectar cualquier problema mientras es fácil de tratar.

Do you have any questions about your dental health?
¿Tiene alguna pregunta sobre su salud dental?

Do you have any questions about how to take care of your teeth?
¿Tiene alguna pregunta sobre cómo cuidar de sus dientes?

Let's talk about preventing dental disease.
Hablemos sobre la prevención de enfermedades dentales.

There are two sets of teeth: (baby/primary) and (adult/permanent).

Hay dos grupos de dientes: los (de leche/primarios) y los (de adulto/permanentes).

The permanent teeth begin to erupt around the age of 6.

Los dientes permanentes comienzan a salir alrededor de los 6 años.

The first permanent teeth to erupt are the first molars.

Los primeros dientes permanentes en salir son los primeros molares.

The first permanent molars come in behind the baby teeth. No baby teeth are lost.

Los primeros molares permanentes salen detrás de los dientes de leche. No se pierde ningún diente de leche.

Except for the third molars, all the permanent teeth have erupted by about age 13.

A excepción de los terceros molares, todos los dientes permanentes ya han salido para la edad de 13 años.

The third molars are also called "wisdom teeth."

A los terceros molares también se les llama "muelas cordales."

Third molars erupt between ages 17 and 21.

Los terceros molares salen entre los 17 y 21 años.

Sometimes third molars are not positioned in the jaw correctly.

A veces los terceros molares no están posicionados correctamente en la mandíbula.

Sometimes wisdom teeth have to be removed.

A veces las muelas cordales tienen que ser extraídas.

Teeth are made of _____. (See Box 6-1)

Los dientes son hechos de _____. (Vea el Cuadro 6-1)

The crown is the top part of the tooth, which you see.

La corona es la parte superior del diente, la que usted ve.

The gumline is the border between tooth and gums.

El borde de la encía es el borde entre el diente y las encías.

Box 6-1 Tooth anatomy	Cuadro 6-1 Anatomía del diente
• Anterior	• Anterior
• Cementum	• Cemento
• Canine (eye tooth) (cuspid)	• Canino (cúspide canina)
• Cusps (cusp tips)	• Cúspide
• Dentin	• Dentina
• Enamel	• Esmalte
• Incisor	• Incisivo
• Molar (wisdom tooth)	• Molar (muela cordal)
• Nerve	• Nervio
• Posterior	• Posterior
• Premolar (bicuspid)	• Premolar (bicúspide)
• Pulp	• Pulpa

Healthy gums are pinkish and do not bleed.
Las encías saludables son rosadas y no sangran.

(The space around the tooth/The space trough between the tooth and gum) is shallow (0 to 3 millimeter(s)).
(El espacio alrededor del diente/La depresión entre el diente y la encía) es poco profundo(a) (0 a 3 milímetro(s)).

The root is the part of the tooth located in the jawbone.
La raíz es la parte del diente ubicada en el hueso de la mandíbula.

You can't see roots in a healthy mouth.
En una boca saludable no se ven las raíces.

Enamel is the outermost layer of the tooth crown.
El esmalte es la capa más externa de la corona del diente.

Enamel is the hardest tissue in the body.
El esmalte es el tejido más duro en el cuerpo.

Enamel can be damaged by acid from bacteria.
El esmalte puede ser dañado por el ácido de las bacterias.

Dentin is the layer under the enamel and on the root.
La dentina es la capa debajo del esmalte y sobre la raíz.

Dentin can be damaged if tooth decay goes through the enamel.
La dentina puede ser dañada si la descomposición atraviesa el esmalte.

Dentin damage can lead to pulp damage.
El daño a la dentina puede causar daño a la pulpa.

Cementum covers the tooth root.
El cemento cubre la raíz del diente.

Pulp is in the center of the tooth where the blood vessels and nerves are located.
La pulpa está en el centro del diente donde se encuentran los vasos sanguíneos y los nervios.

If decay reaches the pulp, you will feel pain.
Si la descomposición alcanza la pulpa, usted sentirá dolor.

PLAQUE
PLACA

Plaque is a sticky film of bacteria that forms daily on the teeth and gums.
La placa es una película pegajosa de bacteria que se forma diariamente en los dientes y las encías.

Plaque can be stained so that you can see it on the teeth.
Es posible teñir la placa para que usted pueda verla en los dientes.

Plaque needs to be removed from the teeth and gums daily.
Es necesario remover la placa de los dientes y las encías a diario.

Plaque is removed by brushing and flossing.
La placa se remueve al cepillar y limpiar con hilo dental.

Plaque produces an acid that can cause (decay/cavity/ caries). Certain types of plaque produce a toxin that can cause (gum disease/periodontal disease).
La placa produce un ácido que puede causar (descomposición/ cavidad/caries). Ciertos tipos de placa producen una toxina que puede causar enfermedad (de las encías/periodontal).

Box 6-2 Locations of plaque	Cuadro 6-2 Localizaciones de placa
• On the tongue-side of the teeth • On the back teeth • On the inside lower front teeth • On the biting surfaces	• En la parte interior de los dientes • En los dientes de atrás • En el interior de los dientes de abajo delanteros • En las superficies de mordedura
• At the gumline • Between teeth • Above the gumline (supragingival) • Below the gumline (subgingival)	• En el borde de las encías • Entre los dientes • Sobre el borde de la encía (supragingival) • Bajo el borde de la encía (subgingival)

You have (slight/moderate/heavy) plaque on your teeth.
Usted tiene placa (leve/moderada/gruesa) en sus dientes.

Your plaque is mostly located _____. (See Box 6-2)
Su placa está mayormente localizada _____. (Vea el Cuadro 6-2)

CARIES
CARIES

The acids that plaque makes from foods decay the teeth, causing a cavity.
Los ácidos que la placa forma de los alimentos descomponen los dientes, causando una carie.

You will not feel early (caries/cavities/tooth decay).
Al principio, no sentirá (las caries/las cavidades/la descomposición dental).

Tooth decay can lead to tooth loss when the pulp becomes infected.
La descomposición dental puede causar la pérdida del diente cuando la pulpa se infecta.

Most tooth decay occurs between teeth.
La mayoría de la descomposición dental ocurre entre los dientes.

Pits and grooves make the chewing surfaces prone to decay.
Los hoyos y las ranuras hacen las superficies para masticar propensas
a la descomposición.

Tooth decay can start around the margins of (poor/older) fillings.
La descomposición dental puede comenzar alrededor de los bordes
de empastaduras (malas/viejas).

Tooth decay can occur where plaque is left at the gumline.
La descomposición dental puede ocurrir en el borde de la encía,
donde queda placa.

Being softer, the roots are prone to decay.
Las raíces son propensas a la descomposición ya que son menos
duras.

Radiographs help show early decay between the teeth.
Las radiografías ayudan a mostrar la descomposición temprana entre
los dientes.

Decay on the chewing surfaces does not show up on radiographs until it has become large.
La descomposición en las superficies para masticar no se ve en las
radiografías hasta que llega a ser grande.

You are at (low/moderate/high) risk for (caries/cavities).
Su riesgo de tener (caries/cavidades) es (bajo/moderado/alto).

Our estimate of your risk for (caries/cavity) is based on your (dental work/diet/health/history/plaque).
Nuestro estimado de su riesgo de tener (caries/cavidades) se basa en
su (trabajo dental/dieta/salud/historial/placa).

The (dentist/office/clinic) has new technology to discover early tooth decay.
((El/La) dentista/La oficina/La clínica) tiene nueva tecnología para
descubrir la descomposición dental temprana.

In order to save the tooth, this decay needs to be repaired.
Para salvar el diente, esta descomposición debe ser reparada.

PERIODONTAL DISEASE
ENFERMEDAD PERIODONTAL

Plaque produces a (poison/toxin) that causes severe inflammation of the (gums/gingiva).
La placa produce (un veneno/una toxina) que causa la inflamación severa de las encías.

(Tartar/Calculus) is a hard deposit of calcium and phosphate. It creates areas above and beneath the (gums/gingiva) in which plaque can live.
El (sarro/cálculo) es un depósito duro de calcio y fosfato. Éste crea áreas sobre y debajo de (las encías/la gingiva) en donde puede vivir la placa.

Does (tartar/calculus) build up on your teeth?
¿Acumula (sarro/cálculos) en sus dientes?

You have (slight/moderate/heavy) (tartar/calculus).
Usted tiene (sarro/cálculo) (liviano/moderado/pesado).

Diseased (gums/gingivae) are red, sore, or bleed easily.
Las encías enfermas están rojas, adoloridas o sangran fácilmente.

Early (gum disease/periodontal disease) is called gingivitis.
La enfermedad (de las encías/periodontal) temprana se llama gingivitis.

(Gum disease/Periodontal disease) involving only the (gums/gingiva) is called gingivitis.
La enfermedad (de las encías/periodontal) que sólo involucra a las encías se llama gingivitis.

Gingivitis can be reversed.
La gingivitis puede ser curada.

You will not feel early (gum disease/periodontal disease).
Al principio, no sentirá la enfermedad (de las encías/periodontal).

After a while diseased (gums/gingivae) may pull away from the teeth, forming pockets that fill with more plaque.
Después de un tiempo, las encías enfermas pueden apartarse de los dientes, formando bolsillos que se llenan con más placa.

If the diseased (gums are/gingiva is) not treated, the bone around the teeth can be destroyed.

Si las encías enfermas no se tratan, el hueso alrededor de los dientes puede deteriorarse.

When bone is destroyed by (gum disease/periodontal disease), the teeth may become loose and then lost.

Cuando el hueso se destruye por la enfermedad (de las encías/ periodontal), los dientes pueden aflojarse y después perderse.

Bone can be lost between the teeth and roots due to (gum disease/periodontal disease).

Se puede perder el hueso entre los dientes y las raíces debido a la enfermedad (de las encías/periodontal).

Extensive (gum disease/periodontal disease) destroying bone around the teeth is called periodontitis.

La enfermedad extensiva (de las encías/periodontal) que destruye el hueso alrededor de los dientes se llama periodontitis.

Treatment for (gum disease/periodontal disease) depends on the amount of bone lost.

El tratamiento para la enfermedad (de las encías/periodontal) depende de la cantidad de hueso que se haya perdido.

Periodontitis can be stopped, but any damage that has occurred before the disease is stopped can't be reversed.

La periodontitis puede ser frenada, pero cualquier daño que haya ocurrido antes de frenar la enfermedad no puede ser revertido.

You are at (low/moderate/high) risk for (gum disease/ periodontal disease).

Usted tiene un riesgo (bajo/moderado/alto) de enfermedad (de las encías/periodontal).

Our estimate of your risk for (gum disease/periodontal disease) is based on your _____. (See Box 6-3)

Nuestro estimado de su riesgo de enfermedad (de las encías/ periodontal) se basa en su _____. (Vea el Cuadro 6-3)

Here's a (mirror/camera); let's look for signs of gum disease.

Aquí tiene (un espejo/una cámara); vamos a buscar señales de enfermedad de las encías.

Box 6-3 Periodontal disease risk factors	Cuadro 6-3 Factores de riesgo de enfermedad periodontal
• Dental health • Diabetes • Genetics • Health • Mouth • History • Plaque • Smoking • Tartar/calculus • Tobacco use	• Salud dental • Diabetes • Genética • Salud • Boca • Historial • Placa • Fumar • Sarro/cálculo • Uso de tabaco

Let's check your radiographs for bone loss.
Vamos a examinar sus radiografías para la pérdida de hueso.

The (dentist/office/clinic) has new technology to discover early (gum disease/periodontal disease).
((El/La) dentista/La oficina/La clínica) tiene una tecnología nueva para descubrir la enfermedad (de las encías/periodontal) temprana.

ATTRITION
DESGASTE

The biting surfaces can wear down.
Las superficies para morder se pueden desgastar.

The wearing of tooth surfaces due to normal use is called attrition.
El desgaste de las superficies de los dientes debido al uso normal se llama desgaste.

The worn biting surfaces can stain permanently.
Las superficies para morder desgastadas pueden mancharse permanentemente.

ABRASION
ABRASIÓN

The wearing of tooth surfaces caused by biting/chewing abrasive substances or by other habits is called abrasion.

El desgaste de las superficies del diente causado por morder/masticar sustancias abrasivas o por otros hábitos, se llama abrasión.

Using a toothpick is an example of a habit that can cause abrasion.

El uso de un palillo de dientes es un ejemplo de un hábito que causa abrasión.

RECESSION
RECESIÓN

When the gumline moves toward the root of a tooth, this process is called recession.

Cuando el borde de la encía se mueve hacia la raíz del diente, este proceso se llama recesión.

Roots are exposed in recession.

Si hay recesión, las raíces están expuestas.

Roots can recede due to_____. (See Box 6-4)

Las raíces pueden retroceder debido a _____. (Vea el Cuadro 6-4)

Box 6-4 Reasons for gum recession	Cuadro 6-4 Razones para la recesión de las encías
• Age • Bite problems • Hard toothbrushing • Healing of gum tissue following an infection • Tooth position • Surgery	• La edad • Problemas para morder • El cepillado fuerte • La curación del tejido de la encía luego de una infección • La posición de un diente • La cirugía

Teeth can become sensitive due to recession.
Los dientes pueden volverse sensibles debido a la recesión.

The roots can become permanently stained.
Las raíces pueden quedar manchadas permanentemente.

Roots are covered with cementum.
Las raíces se cubren con cemento.

The thin cementum layer protects the tooth root.
La capa fina de cemento proteje la raíz del diente.

When the cementum is lost, the tooth can become sensitive.
Cuando se pierde el cemento, el diente puede volverse sensible.

**When you eat or drink, you can experience discomfort due
to the exposed roots.**
Cuando usted come o bebe, puede experimentar molestia debido a
que las raíces están expuestas.

**When they become exposed, roots may also become
sensitive to heat and cold.**
Cuando están expuestas, las raíces también pueden volverse
sensibles al calor y al frío.

ORAL CANCER
CÁNCER ORAL

Regular dental exams allow early detection of mouth cancer.
Los exámenes dentales regulares permiten la detección temprana del
cáncer oral.

**Tobacco use and excessive consumption of alcohol are risk
factors for mouth cancer.**
El uso de tabaco y el consumo excesivo de alcohol son factores de
riesgo para el cáncer oral.

Excessive exposure to the sun can result in lip cancer.
La exposición excesiva al sol puede resultar en cáncer de los labios.

**You are at high risk for mouth cancer due to_____.
(See Box 6-5)**
Usted tiene alto riesgo de cáncer de la boca debido a _____. (Vea el
Cuadro 6-5)

Box 6-5 Oral cancer risk factors	Cuadro 6-5 Factores de riesgo para el cáncer oral
• Alcohol • Habits • History • Sun exposure (tanning bed) • Tobacco	• El alcohol • Los hábitos • El historial • La exposición al sol (cama de bronceado) • El tabaco

Frequent self-examination and regular visits to your dentist will reduce your risk of mouth cancer. (See Box 6-6)

Un autoexamen frecuente y visitas regulares a su dentista reducirán su riesgo de cáncer de la boca. (Vea el Cuadro 6-6)

Box 6-6 Self-examination steps	Cuadro 6-6 Pasos para la autoexaminación
• Prepare: Wash your hands, take out any removable dental appliances, and stand in front of a mirror in a well-lit room, wearing your eyeglasses if needed. • As you look, run your index finger along your outer lower lip while you smile; then do the same for your outer upper lip. • Using both index fingers and thumbs, pull down the sides of your lower lip on both sides of your face and look at the inner lower lip; then	• Prepárese: Lávese las manos, remueva cualquier aparato dental, y párese frente a un espejo en un cuarto bien iluminado, usando sus lentes si es necesario. • Mientras mira, pase su dedo índice a lo largo del exterior de su labio inferior mientras sonríe; luego haga lo mismo con su labio superior. • Usando ambos dedos índices y pulgares, hale hacia abajo los lados de su labio inferior a ambos lados de su cara y observe el interior del labio

(Continued)

**Box 6-6
Self-examination
steps—cont'd**

**Cuadro 6-6
Pasos para la
autoexaminación—
continuación**

do the same for the inner upper lip.
- Pull back your outer right cheek with two fingers and look at the right inner cheek; then do the same for the left inner cheek.
- With your index finger, feel along the length of your bottom gums and mouth and underneath your tongue while you look. Be sure to examine areas without teeth, as well as those around your teeth; then do the same for the top gums and the roof of your mouth.

- To see the roof of your mouth, you may need to tip your head back slightly.
- Stick out your tongue and look at the top of it.
- Putting your index finger on the surface of your tongue, in the middle, gently press, say "ah," and look at your throat.
- Taking your two fingers, pull the tip of your tongue to the right and look at the left side; then pull your tongue to the left, looking at the right side.

- Touch your tongue to the roof of your mouth, and look at the underside of your tongue.

inferior; luego haga lo mismo con interior del labio superior.
- Hale la mejilla derecha con dos dedos y observe su interior; luego haga lo mismo con la mejilla izquierda.

- Con su dedo índice, sienta a lo largo de sus encías inferiores y su boca y debajo de su lengua mientras observa. Asegúrese de examinar las áreas sin dientes, al igual que las de alrededor de sus dientes; luego haga lo mismo con las encías superiores y el cielo de la boca.
- Para ver el cielo de su boca, puede que necesite inclinar la cabeza hacia atrás un poco.
- Saque la lengua y observe la superficie de ésta.
- Colocando su dedo índice en la superficie de su lengua, en el medio, presione levemente, diga "a," y observe su garganta.
- Tomando sus dos dedos, hale la punta de su lengua hacia la derecha y observe el lado izquierdo; luego hale la lengua hacia la izquierda, observando el lado derecho.
- Toque con su lengua el cielo de la boca y observe la parte debajo de la lengua.

Box 6-7 Reasons to call the dentist	Cuadro 6-7 Razones para llamar (al/a la) dentista
• A sore or irritation that does not heal	• Una úlcera o irritación que no sana
• Color change, such as the development of red and white areas	• Un cambio de color tal como el desarrollo de áreas de color rojo y blanco
• Constant pain, soreness, or numbness	• Dolor constante, dolencia o adormecimiento
• A lump, thickening, rough spot, crust, or small ulcer that does not heal	• Un bulto, engrosamiento, aspereza, costra, o pequeña úlcera que no sana
• Difficulty that does not get better in chewing, swallowing, speaking, or moving the jaw or tongue	• Dificultad que no se mejora al mascar, tragar, hablar, o mover la mandíbula o lengua
• A change in bite that does not correct itself	• Un cambio en la mordedura que no se corrige por sí mismo
• A sudden change in denture fit	• Un cambio repentino en el ajuste de su dentadura

Contact the dentist if you have _____. (See Box 6-7)
Llame (al/a la) dentista si tiene _____. (Vea el Cuadro 6-7)

The (dentist/office/clinic) has new technology to discover mouth cancer in its early stages.
((El/La) dentista/La oficina/La clínica) tiene nueva tecnología para detectar el cáncer de la boca en su etapa temprana.

BRUSHING
CEPILLADO

How often do you brush?
¿Con cuánta frecuencia se cepilla?

Do you use a hard or soft toothbrush?
¿Usa un cepillo duro o suave?

Brush your teeth twice a day with a soft brush.

Cepíllese los dientes dos veces al día con un cepillo suave.

Brushing with a soft brush helps remove plaque from the tooth and (gums/gingiva).

El cepillarse con un cepillo suave ayuda a remover la placa del diente y de las encías.

Plaque can be stained so that we can see which areas you are missing with the toothbrush.

Es posible teñir la placa para que podamos ver qué áreas no está alcanzando con el cepillo.

Can you show me how you brush?

¿Puede mostrarme cómo se cepilla?

Can I show you how to brush? (See Box 6-8 and Figure 6-1)

¿Puedo mostrarle cómo cepillarse? (Vea el Cuadro 6-8 y la Figura 6-1)

Box 6-8 Toothbrushing steps	Cuadro 6-8 Pasos para el cepillado dental
• Hold your brush at an angle against the gums and move the brush back and forth in short strokes. Positioning your brush correctly helps remove the plaque without damaging your teeth and gums. • Brush the outer tooth surfaces, the inner tooth surfaces, and the chewing surfaces. • Place the brush against the chewing surface and use a gentle back-and-	• Ponga el cepillo a un ángulo contra las encías y muévalo hacia delante y atrás con movimientos cortos. El posicionar su cepillo correctamente remueve la placa sin dañar sus dientes y encías. • Cepille las superficies externas de los dientes, las superficies internas, y las superficies para mascar. • Coloque el cepillo contra las superficies para mascar y use un movimiento suave

Box 6-8 Toothbrushing steps—cont'd	**Cuadro 6-8 Pasos para el cepillado denta—continuación**
forth scrubbing motion. Be thorough when brushing, making sure to remove plaque from all areas.	para restregar hacia delante y atrás. Sea minucioso cuando se cepille, asegurándose de quitar la placa de toda área.
• Use the "toe" of the brush to clean the inside of the front teeth with an up-and-down stroke. Cleaning the inside of the lower front teeth will keep them from becoming covered with tartar and stains.	• Use la "punta" del cepillo para limpiar el interior de los dientes del frente con un movimiento de arriba a abajo. El limpiar el interior de los dientes inferiores del frente los mantendrá libres de sarro y manchas.
• Clean the top of your tongue. Cleaning your tongue will remove plaque and freshen your breath.	• Limpie la superficie de su lengua. El limpiar su lengua removerá la placa y refrescará su aliento.

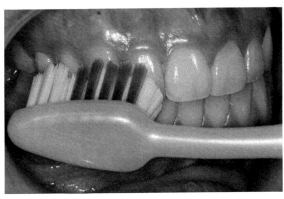

Figure 6-1 Modified bass technique.

You brush your teeth very well.
Usted se cepilla muy bien.

Can I share some brushing tips?
¿Puedo compartir algunos consejos de cepillado con usted?

You are missing here with your toothbrush.
Le está faltando cepillarse aquí.

Use a pea-sized amount of toothpaste on the brush.
Use la cantidad de pasta de dientes del tamaño de un guisante en su
    cepillo.

Use toothpaste with fluoride.
Use una pasta de dientes con floruro.

**Tartar-control toothpaste helps prevent (tartar/calculus) by
    keeping plaque from hardening.**
La pasta de dientes con control de sarro ayuda a prevenir el (sarro/
    cálculo) evitando el endurecimiento de la placa.

**It's not the toothpaste that cleans, but the effort that you
    put behind the brushing.**
No es la pasta la que limpia, sino el esfuerzo detrás del
    cepillado.

Can I show you how to clean your tongue?
¿Puedo mostrarle cómo limpiarse la lengua?

Would you like to try and clean your tongue?
¿Le gustaría tratar de limpiarse la lengua?

Crowded teeth are harder to brush.
Los dientes más juntos son los más difíciles de cepillar.

How often do you change your toothbrush?
¿Con qué frecuencia cambia su cepillo de dientes?

**Your removable (appliance/denture) should be taken out
    before brushing.**
Antes de cepillarse, debe quitarse (los aparatos/las dentaduras)
    removibles.

Toothbrush Recommendations
Recomendaciones para el Cepillo de Dientes

Change your toothbrush every _____ months.
Cambie su cepillo de dientes cada _____ meses.

Bacteria and viruses can grow on your toothbrush.
En su cepillo de dientes pueden crecer bacterias y virus.

Change your toothbrush more often if you have _____.
   (See Box 6-9)
Cambie su cepillo más a menudo si tiene _____. (Vea el Cuadro 6-9)

Don't share your toothbrushes.
No comparta su cepillo de dientes.

Have a separate toothbrush for each time of the day that you brush.
Tenga un cepillo distinto para cada momento del día en que se cepilla.

All family members should have their own toothbrushes.
Todo miembro de la familia debe tener su propio cepillo de dientes.

Box 6-9 **Reasons to change your toothbrush more frequently**	**Cuadro 6-9** **Razones para cambiar su cepillo de dientes más frecuentemente**
• Braces • Canker sore (aphthous ulcer) • Cold or flu • Cold sore (fever blister) (herpes labialis) • Gum disease/periodontal disease • Infections • Sinus infection	• Frenillos • Afta (úlcera aftosa) • Resfriado o influenza • Úlcera en los labios (vesícula febril) (herpes labial) • Enfermedad de las encías/ enfermedad periodontal • Infecciones • Infección de sinusitis

There are many different kinds of toothbrushes.
Hay muchas clases diferentes de cepillos de dientes.

Our (office/clinic) recommends this toothbrush.
Nuestra (oficina/clínica) recomienda este cepillo.

Here is a toothbrush for (you/your child).
Aquí tiene un cepillo para (usted/su niño(a)).

Many patients enjoy using a powered brush.
A muchos pacientes les gusta usar un cepillo eléctrico.

As a caregiver, you may want to use a powered toothbrush.
Como cuidador, puede que usted desee usar un cepillo eléctrico.

FLOSSING
LIMPIARSE CON HILO DENTAL

Do you floss?
¿Usted se limpia los dientes con hilo dental?

How often do you floss?
¿Con cuánta frecuencia se limpia con hilo dental?

Can you show me how you floss?
¿Me puede mostrar cómo se limpia con hilo dental?

You floss very well.
Usted se limpia muy bien con hilo dental.

Can I share some flossing tips?
¿Puedo compartir algunos consejos sobre la limpieza con hilo dental?

Can I show you how to floss? (See Boxes 6-10 and 6-11)
¿Puedo mostrarle cómo limpiarse con hilo dental? (Vea los Cuadros 6-10 y 6-11)

Box 6-10 Flossing steps	Cuadro 6-10 Pasos para limpiarse con hilo dental
• Break off about a foot and a half of floss, and wind most of it around one of your middle fingers.	• Corte un pedazo de hilo dental de aproximadamente un pie y medio de largo, y enrolle la mayor parte de él alrededor de uno de sus dedos centrales.
• Wind the remaining floss around the same finger of the opposite hand so that it will take up the floss as it becomes dirty.	• Enrolle la parte restante del hilo dental alrededor del mismo dedo en la mano opuesta de manera que acumule el hilo dental a medida que se ensucia.
• After winding the floss, hold the floss tightly between your thumbs and forefingers.	• Luego de enrollar el hilo dental, aguante el hilo fuertemente entre sus dedos pulgares e índices.
• Using a gentle motion, guide the floss below the contacts of your teeth.	• Usando un movimiento suave, guíe el hilo dental debajo de los contactos de sus dientes.
• Curve the floss into a "C" shape against one tooth and gently slide the floss into the space between the gum and the tooth.	• Doble el hilo dental en forma de "C" contra un diente y suavemente deslize el hilo dental en el espacio entre la encía y el diente.
• Hold the floss tightly against the tooth and gently rub the side of the tooth with an up-and-down motion.	• Aguante el hilo dental fuertemente contra el diente y suavemente frote el lado de su diente con un movimiento de arriba hacia abajo.
• Floss each tooth thoroughly with a clean section of floss.	• Limpie cada diente por completo con una sección limpia del hilo dental.

Box 6-11
Alternate flossing steps

- Break off a 12-inch piece of floss.
- Tie it in a loop just wide enough to comfortably hold in both hands with your hands close together.

- Hold the floss in both hands with the fingers on the inside of the circle.
- Using the thumb and first finger of each hand, guide the floss with a gentle motion below the contacts of your teeth.

- Curve the floss into a "C" shape against one tooth and gently slide the floss into the space between the gum and the tooth.
- Hold the floss tightly against the tooth and gently rub the side of the tooth with an up-and-down motion.

- Floss each tooth thoroughly with a clean section of floss.

Cuadro 6-11
Pasos alternativos para limpiarse con hilo dental

- Corte un pedazo de hilo dental de 12 pulgadas de largo.
- Amárrelo en un lazo, lo suficientemente ancho como para aguantarlo con ambas manos cómodamente con las manos cerca una de la otra.
- Aguante el hilo dental en ambas manos con los dedos en el interior del círculo.
- Usando el dedo pulgar y el primer dedo de cada mano, guíe el hilo dental con un movimiento suave por debajo de los contactos entre sus dientes.
- Doble el hilo dental en forma de "C" contra un diente y suavemente deslize el hilo dental en el espacio entre la encía y el diente.
- Aguante el hilo dental fuertemente contra el diente y suavemente frote el lado de su diente con un movimiento de arriba hacia abajo.
- Limpie cada diente por completo con una sección limpia del hilo dental.

Floss your teeth once a day.
Limpie sus dientes con hilo dental una vez al día.

Flossing helps remove plaque from between the teeth.
El limpiarse con hilo dental ayuda a remover la placa entre los
    dientes.

**Floss can reach the spaces between your teeth that a brush
    can't.**
El hilo dental puede alcanzar los espacios entre los dientes a los que
    el cepillo no llega.

Plaque that remains on the teeth can become stained.
La placa que se queda en el diente puede mancharse.

Flossing is not hard to do.
Limpiarse con hilo dental no es difícil.

Flossing does not take a long time.
Limpiarse con hilo dental no toma mucho tiempo.

Never snap the floss into the (gums/gingiva).
Nunca fuerce el hilo dental hacia las encías.

Don't use your floss with a back-and-forth sawing motion.
No use el hilo dental con un movimiento de adelante hacia atrás.

Do not try to cut your (gums/gingiva) with your floss.
No intente cortar las encías con el hilo dental.

You need to shape the floss better around this tooth here.
Necesita pasarse el hilo dental mejor alrededor de este
    diente.

Don't forget to floss the back side of your last tooth.
No se olvide de limpiar la parte de atrás de su último diente.

Floss is not reusable.
El hilo dental no es reusable.

Floss Recommendations
Recomendaciones para el Hilo Dental

There are many different kinds of floss.
Hay muchas clases diferentes de hilo dental.

You need to use dental tape since it is wider than floss.
Usted necesita usar cinta dental ya que es más ancha que el hilo dental.

You need to use a coated floss since your teeth are very close together.
Usted necesita usar un hilo dental cubierto ya que sus dientes están muy juntos.

Our (office/clinic) recommends this kind of floss.
Nuestra (oficina/clínica) recomienda este tipo de hilo dental.

Here's a sample of floss for (you/your child).
Aquí tiene una muestra de hilo dental para (usted/su niño(a)).

Floss Alternatives
Alternativas para Limpiarse con Hilo Dental

There are ways to clean your (bridge/implant).
Hay maneras de limpiar su (puente/implante).

Let me show you how to clean your (bridge/implant).
Permítame mostrarle cómo se limpia su (puente/implante).

Would you like to try to clean your (bridge/implant)?
¿Le gustaría tratar de limpiar su (puente/implante)?

Use a (bridge/floss) threader to clean here.
Use un enhebrador de (puente/hilo dental) para limpiar aquí.

Here's a sample of (bridge/floss) threaders for you.
Aquí tiene una muestra de enhebradores de (puente/hilo dental) para usted.

(Bridge/Floss) holders help if you have difficulty.
Los sostenedores de (puentes/hilo dental) ayudan si usted tiene dificultad.

People who have difficulty flossing may use other aids.
Las personas que tienen dificultad para usar el hilo dental pueden usar otros dispositivos.

Other aids include small brushes, picks, or sticks.
Otros dispositivos incluyen cepillos pequeños, limpiadientes o palillos.

Interdental aids also help clean out plaque between the roots.
Los dispositivos interdentales también ayudan a limpiar la placa entre las raíces.

Can I show you how to use this interdental aid?
¿Le puedo mostrar cómo se usa este dispositivo interdental?

Here's a sample of interdental aids that we recommend.
Aquí tiene una muestra de los dispositivos interdentales que recomendamos.

Flossing and Children
El Limpiarse con Hilo Dental y los Niños

Start flossing when your child's teeth begin to touch.
Comience a usar el hilo dental cuando los dientes de su niño(a) comiencen a tocarse.

Floss your child's teeth once daily until he/she can do it.
Limpie los dientes de su niño(a) con hilo dental una vez al día hasta que él/ella lo pueda hacer por su cuenta.

If you show your child that you floss, it is more likely that he/she will floss too.
Si usted le muestra a su niño(a) que usted se limpia con hilo dental, es más probable que él/ella también lo haga.

You will need to show your child how to floss.
Usted necesitará mostrarle a su niño(a) cómo se usa el hilo dental.

Watch your child's flossing until you're certain that he/she is doing it correctly.

Supervise a su niño(a) mientras se limpia con hilo dental hasta que esté seguro(a) de que él/ella lo hace correctamente.

I will be showing your child how to floss.

Voy a mostrarle a su niño(a) cómo se usa el hilo dental.

We need to use floss to remove the plaque bugs from between our teeth.

Necesitamos usar el hilo dental para sacar a los microbios de la placa que aparecen entre nuestros dientes.

With braces it is harder to floss around the teeth, but you will need to do it.

Con frenillos es más difícil usar el hilo dental alrededor de los dientes, pero necesitas hacerlo.

Not flossing braces can lead to tooth decay or (gum/ periodontal) disease.

No limpiarse los frenillos con hilo dental puede resultar en la descomposición de los dientes o en enfermedad (de las encías/ periodontal).

Back teeth (molars) are the most difficult for children to floss correctly.

Los dientes de atrás (molares) son los más difíciles para que los niños usen el hilo dental correctamente.

BAD BREATH (HALITOSIS)
MAL ALIENTO (HALITOSIS)

_____ can cause bad breath. (See Box 6-12)

_____ puede(n) causar mal aliento. (Vea el Cuadro 6-12)

Keeping your teeth clean can help keep your breath fresh.

Mantener sus dientes limpios puede ayudar a mantener fresco su aliento.

Box 6-12 **Possible reasons for bad breath**	**Cuadro 6-12** **Posibles razones para el mal aliento**
• A dirty denture • Dry mouth • Garlic and onions • Gums bleeding • Gum disease • Gum infection • Plaque • Tartar/calculus • Tobacco • Medication • Sulfur-producing bacteria • Not flossing • Poor brushing habits • Not brushing • Sinus drainage (postnasal drip) • Tonsil infections	• La dentadura sucia • La boca reseca • El ajo y las cebollas • El sangrado de las encías • La enfermedad de las encías • La infección de las encías • La placa • El sarro/Los cálculos • El tabaco • El medicamento • Las bacterias que producen el azufre • El no usar el hilo dental • Los malos hábitos de cepillar • El no cepillar • El drenaje del seno (drenaje post-nasal) • Las infecciones de las amígdalas

Not cleaning your teeth regularly can contribute to bad breath.

No mantener sus dientes limpios puede contribuir al mal aliento.

Not cleaning around braces can lead to bad breath.

El no limpiar alrededor de los frenillos puede causar mal aliento.

Bad breath can be a sign of a medical problem.

El mal aliento puede ser una señal de un problema médico.

Mouthwashes don't have a long-lasting effect on bad breath.

Los enjuagues bucales no tienen un efecto duradero en el mal aliento.

Cleaning your tongue can freshen your breath.
El limpiar su lengua puede refrescar su aliento.

There are many products for fighting bad breath.
Hay muchos productos para combatir el mal aliento.

Our (office/clinic) recommends these products for bad breath.
Nuestra (oficina/clínica) recomienda estos productos para el mal aliento.

Dry mouth can make our breath less than pleasant.
Una boca reseca puede causar que el aliento sea menos placentero.

Sodium lauryl sulfate (in many dental products) can cause our mouth to become dry.
El sulfato de laurilo de sodio (en muchos productos dentales) puede causar que nuestra boca se reseque.

"Morning breath" results from the decreased production of saliva during sleep.
"El mal aliento de la mañana" es resultado de la disminución de la producción de saliva mientras dormimos.

Round dots can appear on the tonsils and can cause a sour or bad taste and odor.
Pueden aparecer unos puntitos redondos en las amígdalas y causar un sabor y un olor agrio o malo.

The back of the tongue seems to be an odor-producing area.
La parte de atrás de la lengua parece ser un área que produce olores.

The central groove of the tongue can trap bacteria.
La ranura central de la lengua puede atrapar bacterias.

(Some foods/ingredients) can increase sulfur production, which results in bad breath. (See Box 6-13)
(Algunas comidas/Algunos ingredientes) pueden aumentar la producción de azufre, lo que causa mal aliento. (Vea el Cuadro 6-13)

Box 6-13 Foods/ingredients that can increase sulfur production	Cuadro 6-13 Comidas/ingredientes que pueden aumentar la producción de azufre
• Drying agents—especially alcohol (mouthwashes) • Dense protein foods (dairy foods; large quantities of chicken, beef, or fish) • Sugary and acidic foods and drinks (coffee and all fruit and vegetable drinks)	• Agentes resecantes-especialmente el alcohol (enjuagues bucales) • Comidas densas en proteína (productos lácteos; cantidades grandes de pollo, carne de res, o pescado) • Comidas azucaradas y ácidas y bebidas (el café y todas las bebidas de frutas y vegetales)

What You Can Do About Bad Breath
Qué Puede Hacer sobre el Mal Aliento

Keep your tongue clean.
Mantenga la lengua limpia.

Drink more water (not coffee, juice, or carbonated beverages).
Beba más agua (que no sea café, jugo, o bebidas carbonatadas).

Watch out for the obvious: onions, garlic, and tobacco.
Tenga cuidado con lo obvio: cebollas, ajo, y tabaco.

Don't overdo your consumption of protein, alcoholic beverages, or coffee.
No consuma demasiada proteína, bebidas alcohólicas, o café.

Avoid sugar in breath mints, gum, candy, alcohol, and juice.
Evite el azúcar en las mentas para el aliento, la goma de mascar, el alcohol, y el jugo.

Avoid smoking.
Evite fumar.

TONGUE SCRAPING
RASPADO DE LA LENGUA

Bacteria are present in the fibers of the tongue naturally.
Las bacterias están presentes naturalmente en las fibras de la lengua.

Tongue scraping can give you better breath and improve the taste in your mouth.
El raspado de la lengua puede darle mejor aliento y mejorar el sabor en la boca.

You can use a very soft brush to clean your tongue.
Puede usar un cepillo muy suave para limpiarse la lengua.

Special tongue scrapers can be purchased in stores.
Se pueden comprar raspadores de lengua especiales en las tiendas.

You can use a round-ended spoon turned upside down to scrape the flat surface of your tongue.
Puede usar una cuchara de punta redonda volteada boca abajo para raspar la superficie plana de su lengua.

Do not scrape or brush too hard; be gentle.
No raspe o cepille duro; hágalo suavemente.

You can injure your tongue or make it hurt or burn.
Usted puede lastimarse la lengua o hacerla doler o arder.

Scraping too hard can make your tongue feel dry.
El raspar muy duro puede causar que su lengua se sienta reseca.

Be careful not to reach too far back on your tongue; tongue scraping can make you gag.
Tenga cuidado de no raspar muy atrás en su lengua; el raspar la lengua puede causar náuseas.

Too much bacteria or altered bacteria can cause odors.
Demasiada bacteria o bacteria alterada puede causar malos olores.

Mouthwash does not get your tongue clean.
El enjuague bucal no limpia la lengua.

Mouthwash (with alcohol) can actually dry out your tongue and oral tissue.

El enjuague bucal (con alcohol) puede resecar la lengua y el tejido oral.

FLUORIDE
FLUORURO

Fluoride makes your teeth decay resistant.

El fluoruro hace que los dientes sean más resistentes a la descomposición.

Fluoride in (toothpaste/rinses/water) helps protect your teeth from decay.

El fluoruro en (la pasta de dientes/los enjuagues/el agua) ayuda a proteger los dientes de la descomposición.

Fluoride helps protect your teeth from decay.

El fluoruro ayuda a proteger sus dientes de la descomposición.

Follow the dentist's instructions so that your child gets the right amount of fluoride.

Siga las instrucciones (del dentista/de la dentista) para que su niño(a) obtenga la cantidad de fluoruro correcta.

Prescription fluoride _____ (are/is) needed to help protect your child's teeth from decay. (See Box 6-14)

Necesita fluoruro recetado en _____ para ayudar en proteger los dientes de su niño(a) de la descomposición. (Vea el Cuadro 6-14)

Regular mouthwash does not contain fluoride.

El enjuague bucal regular no contiene fluoruro.

Check your well water for fluoride content. When we receive the report, we will give you the right prescription.

Averigüe cuál es el contenido de fluoruro en su agua de pozo. Cuando recibamos el informe, le daremos la receta correcta.

Fluoride can help with your tooth sensitivity.

El fluoruro le puede ayudar con la sensibilidad del diente.

Box 6-14 **Types of fluoride** **prescriptions**	**Cuadro 6-14** **Tipos de recetas de** **fluoruro**
• Chewable tablets • Drops • Gels • Lozenges • Rinses • Toothpaste • Varnish	• Pastillas masticables • Gotas • Geles • Tabletas • Enjuagues • Pasta de dientes • Barniz

Because of your dry mouth, you need fluoride supplements to help protect your teeth from decay.
Como tiene la boca reseca, necesita suplementos de fluoruro para ayudar a proteger sus dientes de la descomposición.

ORAL HABITS
HÁBITOS ORALES

Piercing the tongue or lips can cause dental damage.
El hacer agujeros en la lengua o los labios puede dañar los dientes.

Chewing on hard objects like _____ can crack a tooth or filling. (See Box 6-15)
El masticar objetos duros como _____ puede fracturar un diente o un empaste. (Vea el Cuadro 6-15)

(Grinding/Clenching) teeth can cause tooth damage.
El (crujir/apretar) los dientes puede causar daños en los dientes.

Excessive vomiting can cause tooth damage.
El vómito excesivo puede causar daños en los dientes.

Playing sports can damage the teeth. This includes sports like basketball, baseball, gymnastics, and volleyball.
El jugar deportes puede dañar los dientes. Esto incluye deportes como el baloncesto, el béisbol, la gimnasia, y el voleibol.

Box 6-15 **Objects that can cause cracks in teeth or dental work**	**Cuadro 6-15** **Objectos que pueden causar fracturas en los dientes o en el trabajo dental**
• Ice • Metal • Pencils • Toothpicks	• Hielo • Metal • Lápices • Palillos

Custom-made mouthguards can protect teeth during sports.

Los protectores bucales hechos a la medida pueden proteger los
   dientes durante los deportes.

**Frequent swimming in pools can damage your teeth and
   (gums/gingiva) and can cause unusual stains.**

El nadar frecuentemente en piscinas puede dañar los dientes y las
   encías, y puede causar manchas inusuales.

**Aspirin placed near a toothache can severely burn the
   gums. You need to swallow the aspirin.**

La aspirina puesta en el área de un dolor de muelas puede quemar
   las encías gravemente. Usted debe tragarse la aspirina.

Drinking coffee and tea stains the teeth.

El tomar café y té mancha los dientes.

**Chewing on only one side of your mouth can create a
   muscle imbalance.**

El masticar por sólo un lado de la boca puede crear un desequilibrio
   muscular.

ASSESSMENT OF ORAL HYGIENE HABITS
EVALUACIÓN DE LOS HÁBITOS DE HIGIENE ORAL

Do you brush your teeth every day?

¿Se cepilla los dientes todos los días?

How many times a day do you brush your teeth?
¿Cuántas veces al día se cepilla los dientes?

Show me how you brush your teeth.
Muéstreme cómo se cepilla los dientes.

Are you able to floss your teeth?
¿Puede limpiarse los dientes con hilo dental?

Do you floss your teeth every day?
¿Se limpia los dientes con hilo dental todos los días?

How often do you floss?
¿Con cuánta frecuencia se limpia los dientes con hilo dental?

Do your gums bleed when you (brush/floss) your teeth?
¿Le sangran las encías cuando se (cepilla/limpia con hilo dental) los
    dientes?

Show me how you floss your teeth.
Muéstreme cómo se limpia los dientes con hilo dental.

Would you like me to show you how to floss your teeth?
¿Le gustaría que le mostrara cómo limpiarse los dientes con hilo
    dental?

Do you use any special brush or tool to clean your teeth?
¿Usa algún cepillo o herramienta especial para limpiarse los
    dientes?

What special brush or tool do you use to clean your teeth?
¿Qué cepillo o herramienta especial usa para limpiarse los
    dientes?

Do you use an interproximal brush?
¿Usa un cepillo interproximal?

**Do you use a (cylindrical/tapered) interproximal
    brush?**
¿Usa un cepillo interproximal (cilíndrico/cónico)?

How do you clean under your bridge?
¿Cómo se limpia debajo del puente?

Would you like me to show you how to clean under your bridge?

¿Le gustaría que le mostrara cómo limpiarse debajo del puente?

Do you use a manual or powered toothbrush?

¿Usa un cepillo de dientes manual o eléctrico?

How often do you change your toothbrush?

¿Con cuánta frecuencia cambia su cepillo de dientes?

You brush your teeth too hard.

Usted se cepilla los dientes demasiado fuerte.

You have worn away tooth and (gums/gingiva) by brushing too hard.

Usted ha gastado el diente y las encías por cepillarse tan fuerte.

Do you know what causes (dental decay/a cavity/ caries)?

¿Usted sabe lo que causa (la descomposición dental/una cavidad/las caries)?

Do you know what causes (gum disease/periodontal disease)?

¿Usted sabe lo que causa la enfermedad (de las encías/periodontal)?

You have many areas of plaque accumulation.

Usted tiene muchas áreas de acumulación de placa.

It is important that you remove plaque daily.

Es importante que usted remueva la placa a diario.

You need to do a better job with your plaque control.

Usted necesita controlar la placa de una mejor manera.

I will paint your teeth with this red liquid so that you can easily see the plaque.

Yo le pintaré los dientes con este líquido rojo para que pueda ver fácilmente la placa.

Rinse with this water.

Enjuáguese con esta agua.

Look into the mirror.
Mírese en el espejo.

All the red areas are areas of plaque.
Todas las áreas rojas son áreas de placa.

Can you see the red areas on your teeth?
¿Puede ver las áreas rojas en sus dientes?

Can you see the plaque on your teeth?
¿Puede ver la placa en sus dientes?

Have there been any changes in your oral hygiene habits?
¿Ha habido algún cambio en sus hábitos de higiene oral?

Have there been any changes in your (health/diet/ medications)?
¿Ha habido cambios en su(s) (salud/dieta/medicamentos)?

TOBACCO USE AND CESSATION
USO Y CESACIÓN DEL TABACO

Tobacco products, such as _____, stain the teeth and tongue. (See Box 6-16)
Los productos de tabaco, tales como _____, manchan los dientes y la lengua. (Vea el Cuadro 6-16)

Chewing tobacco contains sand and grit, which can wear down your teeth.
El tabaco para masticar contiene arena y gravilla, que pueden desgastar sus dientes.

Chewing tobacco contains sugar, which will cause tooth decay when held against your teeth.
El tabaco para masticar contiene azúcar, la que causará la descomposición de los dientes cuando se sostiene al lado de los dientes.

Tobacco can contribute to (tartar/calculus) buildup.
El tabaco puede contribuir a la acumulación de (sarro/cálculos).

Tobacco delays healing after a(n) (cleaning/extraction/surgery).
El tabaco atrasa la curación después de una (limpieza/extracción/cirugía).

Box 6-16 **Tobacco products**	**Cuadro 6-16** **Productos de tabaco**
• Bidis (a type of cigar/ cigarette flavored with chocolate) • Chew • Chewing tobacco • Cigar • Cigarettes • Pipe • Smokeless tobacco • Tobacco leaves	• Los bidis (un tipo de cigarro/ cigarrillo con sabor de chocolate) • Las mascadas • El tabaco para masticar • Los puros/habanos • Los cigarrillos • La pipa • El tabaco sin humo • Las hojas de tabaco

Tobacco increases your risk of gum disease and mouth cancer.
El tabaco aumenta el riesgo de enfermedad de las encías y cáncer de
la boca.

**_____ (is/are) not a safe alternative to cigarettes. (See
Box 6-16)**
_____ no (es/son) alternativa(s) segura(s) al cigarrillo/cigarro. (Vea el
Cuadro 6-16)

Many products are available to help you quit tobacco use.
Hay muchos productos disponibles para ayudarle a dejar el tabaco.

Can we assist you in quitting your tobacco use?
¿Le podemos ayudar a dejar el tabaco?

We will work with your medical doctor to help you quit.
Trabajaremos con su doctor(a) para ayudarle a dejar el tabaco.

**Our (office/clinic) recommends these products for quitting
tobacco use.**
Nuestra (oficina/clínica) recomienda estos productos para dejar el
tabaco.

**The dentist recommends _____ to help you quit tobacco use.
(See Box 6-17)**
El/La dentista recomienda _____ para ayudarle a dejar el tabaco. (Vea
el Cuadro 6-17)

Box 6-17 **Ways to quit using tobacco**	**Cuadro 6-17** **Maneras de dejar de usar tabaco**
• Contacting your doctor (medical consult)	• Contactarse con su médico(a) (un especialista médico)
• Medicine (antidepressant)	• La medicina (un antidepresivo)
• Nicotine gum	• La goma de mascar de nicotina
• Nicotine inhaler	• El inhalador de nicotina
• Nicotine lozenge	• Las tabletas de nicotina
• Nicotine patch	• El parche de nicotina
• Therapy	• La terapia

Successfully quitting tobacco use can take many attempts.
El dejar éxitosamente el tabacco puede tomar muchos intentos.

The more times you try to quit, the more likely it is that the next attempt will work.
Mientras más veces lo trate de dejar, más probable será que el próximo intento funcionará.

Keep on quitting!
¡Siga dejándolo!

DENTAL HYGIENE
HIGIENE DENTAL

Adult Prophylaxis and Scaling
Profilaxis y Raspado para Adultos

I will be doing (a cleaning/adult prophylaxis/a scaling).
Estaré haciendo (una limpieza/una profilaxis para adultos/un raspado).

Have you ever had your teeth cleaned? When?
¿Le han hecho alguna vez una limpieza dental? ¿Cuándo?

I will be (cleaning/scaling) your teeth with dental instruments.

Estaré (limpiando/raspando) sus dientes con instrumentos dentales.

I will be using special instruments to (clean/scale) your implant.

Utilizaré instrumentos especiales para (limpiar/raspar) su implante.

(Cleaning/Scaling) your teeth removes bacteria and hard deposits and will make your teeth and (gums/gingiva) healthy.

El (limpiar/raspar) sus dientes remueve la bacteria y depósitos duros y hará que sus dientes y encías estén saludables.

You will need to have a deep cleaning because of your (gum disease/periodontal disease).

Usted necesitará una limpieza profunda por su (enfermedad de las encías/enfermedad periodontal).

This deep cleaning of your teeth is more extensive than a usual teeth cleaning.

Esta limpieza profunda de los dientes es más extensa que una limpieza dental normal.

I will be scaling deep in the pockets around your teeth.

Estaré raspando en los bolsillos alrededor de sus dientes.

Removal of deposits deep in the pockets of the teeth will make your teeth and gums healthy.

La eliminación de depósitos en la profundidad de los bolsillos de los dientes hará sus dientes y encías más sanas.

(Cleaning/scaling) does not remove any of the tooth.

El (limpiar/raspar) no elimina nada del diente.

I can't scale your teeth today since you have (an abscess/a gum boil/an infection).

No puedo raspar sus dientes hoy ya que tiene (un absceso/un flemón/una infección).

If your (gums/gingiva) bleed(s), it is due not to rough cleaning but to poor health.

Si le sangran las encías, no es debido a una limpieza dura sino a la mala salud.

Are your teeth sensitive to (cleaning/scaling)?
¿Son sus dientes sensibles (a la limpieza/al raspado)?

Are you comfortable while I (clean/scale) your teeth?
¿Está cómodo(a) mientras le (limpio/raspo) los dientes?

Let me know if you are uncomfortable while I (clean/scale) your teeth.
Hágame saber si está incómodo(a) mientras le (limpio/raspo) los dientes.

I will be gentle while I (clean/scale) your teeth.
Seré cuidadoso(a) mientras le (limpio/raspo) los dientes.

Most people receive an anesthetic before a scaling, so that they are comfortable and I can clean completely.
La mayoría de las personas reciben un anestésico antes de un raspado, para que puedan estar más cómodas, y yo pueda limpiar completamente.

I will be numbing your teeth and (gums/gingiva) before scaling.
Le adormeceré los dientes y las encías antes del raspado.

Numbing your teeth and (gums/gingiva) will make them comfortable during scaling.
El adormecerle los dientes y las encías los hará sentir más cómodos durante el raspado.

I am certified to numb your teeth and (gums/gingiva).
Estoy certificado(a) para adormecerle los dientes y las encías.

Do you (need/use) nitrous oxide gas during scaling?
¿Usted (necesita/utiliza) gas de óxido nitroso durante el raspado?

I am certified to use nitrous oxide.
Estoy certificado(a) para utilizar el óxido nitroso.

I am checking your teeth for (tartar/calculus).
Estoy examinando sus dientes para (sarro/cálculos).

I will be drying your teeth now.
Ahora le secaré los dientes.

Drying the teeth helps me check for (tartar/calculus).
El secar los dientes me ayuda a buscar (sarro/cálculos).

I will be sharpening my scaling instruments.
Afilaré mis instrumentos de raspado.

Sharp scaling instruments help me remove (tartar/calculus).
Los instrumentos de raspado afilados me ayudan a eliminar (el sarro/
los cálculos).

**I will be using an antiseptic rinse to heal your (gums/
gingiva).**
Usaré un enjuague antiséptico para sanar sus encías.

**Irrigation of the (gums/gingiva) helps them heal after
scaling.**
La irrigación de las encías les ayudará a sanar después del
raspado.

**While I (clean/scale), I will rinse your mouth using water
and suction.**
Mientras (limpio/raspo), le enjuagaré la boca con agua y succión.

Have I rinsed your mouth enough after the (cleaning/scaling)?
¿He enjuagado su boca lo suficiente después (de la limpieza/del
raspado)?

Additions to Scaling
Adiciones al Raspado

I will be root planing your teeth.
Estaré haciendo un alisado radicular en su diente.

**Root planing removes bacterial toxins and hard deposits
and reduces inflammation.**
El alisado radicular elimina las toxinas bacterianas y los depósitos
duros y reduce la inflamación.

I will be curetting your (gums/gingiva).
Estaré haciendo un curetaje en sus encías.

Curetting the (gums/gingiva) removes diseased tissue, which will help to heal the (gums/gingiva).
El hacer un curetaje en sus encías elimina el tejido enfermo, lo que le ayudará a que las encías sanen.

ULTRASONIC SCALING
CURETAJE ULTRASÓNICO

This is an ultrasonic scaler.
Ésta es una cureta ultrasónica.

I will be using an ultrasonic scaler.
Usaré una cureta ultrasónica.

An ultrasonic scaler removes bacteria and (tartar/calculus) comfortably and efficiently.
Una cureta ultrasónica elimina bacteria y (sarro/cálculos) cómoda y eficientemente.

The ultrasonic scaler uses sound waves and water to remove deposits.
La cureta ultrasónica utiliza ondas acústicas y agua para eliminar los depósitos.

It uses water to keep the tooth cool and the area flushed out.
Utiliza agua para mantener el diente fresco y el área enjuagada.

The ultrasonic scaler will cause your teeth to vibrate slightly.
La cureta ultrasónica hará que sus dientes vibren levemente.

The ultrasonic scaler can be noisy when I use it here. It vibrates slightly and makes a whistling noise.
La cureta ultrasónica podría ser ruidosa cuando la utilizo aquí. Hace una leve vibración y un silbido.

Are you comfortable as I use the ultrasonic scaler on your teeth?
¿Está cómodo(a) mientras le hacemos el ultrasónico en los dientes?

Let me know if you are uncomfortable as I use the ultrasonic scaler.
Hágame saber si está incómodo(a) mientras utilizo la cureta ultrasónica.

POSTSCALING INSTRUCTIONS
INTRUCCIONES PARA DESPUÉS DEL RASPADO

After scaling, _____. (See Box 6-18)
Después del raspado _____. (Vea el Cuadro 6-18)

Your (gums/gingiva) will heal faster after scaling if you keep your mouth clean.
Sus encías sanarán más rápidamente después del raspado si mantiene la boca limpia.

(I/The dentist) recommend(s) warm saltwater rinses to heal the (gums/gingiva) after scaling.
(Yo/(El/La) dentista) recomiendo(a) enjuagues de agua tibia con sal para sanar las encías después del raspado.

Box 6-18 Descriptions of (gums/ gingiva) after scaling	**Cuadro 6-18 Descripciones de las encías después del raspado**
• Gums/gingiva may be sore	• Las encías pueden quedar adoloridas
• Gums/gingiva may bleed	• Las encías pueden sangrar
• Root decay may be found	• Puede haber descomposición de la raíz
• Teeth may be sensitive	• Los dientes pueden quedar sensibles
• You may need an over-the-counter pain reliever	• Usted puede necesitar un analgésico sin receta para el dolor

(I/The dentist) recommend(s) this (rinse/gel) to heal the (gums/gingiva) after the scaling.
(Yo/(El/La) dentista) recomiendo(a) este (enjuague/gel) para sanar las encías después del raspado.

This (gel/rinse) to heal the (gums/gingiva) must be used ____ a day after brushing and flossing.
Este (gel/enjuague) para sanar las encías debe utilizarse ____ veces al día después de cepillar y limpiar con hilo dental.

This (gel/rinse) to heal the (gums/gingiva) may temporarily stain your teeth.
Este (gel/enjuague) para sanar las encías puede manchar temporalmente sus dientes.

The dentist recommends that you take an antibiotic (before/after) scaling.
El/La dentista recomienda que tome un antibiótico (antes/después) del raspado.

Contact the (dentist/office/clinic) if you experience any swelling of the (gums/gingiva) after scaling.
Contacte ((al/a la) dentista/la oficina/la clínica) si usted experimenta hinchazón de las encías después del raspado.

POLISHING THE TEETH
PULIR LOS DIENTES

Are your teeth sensitive to polishing?
¿Son sus dientes sensibles al pulido?

I will be using a rubber cup and pumice to polish. Here it is.
Usaré una taza de goma y una piedra pómez para pulir. Aquí está.

I will be using (fine/medium/coarse) paste in your mouth.
Usaré una pasta (fina/mediana/gruesa) en su boca.

I will be using a prophy jet to polish.
Usaré un prophy jet para pulir.

The prophy jet uses powder to polish.
El prophy jet utiliza polvo para pulir.

Polishing removes stains and helps whiten your teeth.
El pulir elimina las manchas y ayuda a blanquear sus dientes.

You have (slight/moderate/heavy) staining.
Usted tiene una mancha (leve/moderada/gruesa).

Stains can be caused by _____. (See Box 6-19)
Las manchas pueden ser causadas por _____. (Vea el Cuadro 6-19)

While polishing, I will be rinsing your mouth using water and suction.
Mientras pulo, le enjuagaré la boca con agua y succión.

Rinsing your mouth during polishing removes the (pumice/ powder).
El enjuagar su boca durante el pulido elimina (la piedra pómez/el polvo).

Box 6-19 Staining etiology	Cuadro 6-19 Etiología de las manchas
• Bacteria	• Bacteria
• Betel nut	• Nuez de areca
• Coffee	• Café
• Cola	• Cola
• Fluoride (stannous)	• Fluoruro (estañoso)
• Food	• Alimentos
• Medications	• Medicamentos
• Plaque	• Placa
• Rinse (chlorhexidine)	• Enjuague (clorhexidina)
• Tartar	• Sarro
• Tea	• Té
• Tobacco	• Tabaco

Are you comfortable while I polish?
¿Está cómodo(a) mientras pulo?

Let me know if you are uncomfortable while I polish.
Hágame saber si está incómodo(a) mientras pulo.

Is the rinse water comfortable for you?
¿Está el agua de enjuague cómoda para usted?

Have I rinsed your mouth enough to remove the (pumice/ powder)?
¿He enjuagado su boca lo suficiente para eliminar (la piedra pómez/ el polvo)?

I will be flossing after polishing.
Después de pulir, le limpiaré con hilo dental.

Flossing after polishing helps remove any (pumice/powder) between your teeth.
El limpiar con hilo dental después de pulir ayuda a eliminar (la piedra pómez/el polvo) de entre sus dientes.

I can't remove the stain(s) _____. (See Box 6-20)
No puedo eliminar la(s) mancha(s) _____. (Vea el Cuadro 6-20)

Box 6-20 **Types of stains that polishing cannot remove**	**Cuadro 6-20** **Tipos de manchas que el pulido no puede eliminar**
• On the top of your teeth • On the gum line • Between crowded teeth • From your tooth-colored fillings • From medication • From internal injury to the tooth	• En la parte superior del diente • En el borde de las encías • Entre dientes muy juntos • De sus empastaduras del color del diente • De medicamentos • De lesiones internas del diente

PERIODIC MAINTENANCE
MANTENIMIENTO PERIÓDICO

**It may have been a long time since your last cleaning, but
you are here now to get your teeth and gums healthy.**
Puede que haya pasado mucho tiempo desde su última limpieza, pero
usted está aquí ahora para tener sus dientes y encías saludables.

I will be checking to see if your gums bleed.
Le examinaré para ver si le sangran las encías.

Bleeding means that your gum disease is still active.
El sangrado indica que su enfermedad de las encías sigue activa.

**I will be probing around your teeth to see if your pockets
are deeper.**
Sondearé alrededor de sus dientes para ver si sus bolsillos son más
profundos.

I will be recording the pocket readings.
Registraré las lecturas de los bolsillos.

**Deeper (pockets/probe readings) mean that more bone has
been destroyed around your teeth.**
Mientras más profundos(as) sean (los bolsillos/las lecturas de la
sonda) más hueso se ha destruido alrededor del diente.

**I will probe your teeth every _____ months to check for
bone loss.**
Sondearé sus dientes cada _____ meses para evaluar su pérdida de
hueso.

**I will be comparing your radiographs to see if more bone
has been lost.**
Compararé sus radiografías para ver si se ha perdido más hueso.

**We will need to space over ___ appointments the deep
cleaning of your teeth.**
Necesitaremos separar la limpieza profunda de sus dientes en ___
citas.

You need to come in for a (cleaning/scaling) more often.
Usted necesita venir más a menudo para (una limpieza/un raspado).

You will need to come in for a cleaning every ___ months.
Usted necesitará venir para una limpieza cada _____ meses.

FLUORIDE TREATMENT
TRATAMIENTO DE FLUORURO

I will be giving you a fluoride treatment.
Le daré un tratamiento de fluoruro.

Fluoride will be applied to your teeth using a _____. (See Box 6-21)
El fluoruro será aplicado a sus dientes mediante un(a)_____. (Vea el Cuadro 6-21)

What flavor of fluoride would you like? (See Box 6-22)
¿Qué sabor de fluoruro desea? (Vea el Cuadro 6-22)

I have several flavors of fluoride that you may choose from: (See Box 6-22).
Tengo varios sabores de fluoruro entre los cuales puede elegir: (Vea el Cuadro 6-22).

The fluoride treatment takes ___ minutes.
El tratamiento de fluoruro toma _____ minutos.

During the treatment be careful to suction and not to swallow the fluoride.
Durante el tratamiento succione, pero no se trague el fluoruro.

Box 6-21 Types of fluoride treatments	Cuadro 6-21 Tipos de tratamientos de fluoruro
• Foam in a tray • Gel in a tray • Rinse • Varnish	• Espuma en una bandeja • Gel en una bandeja • Enjuague • Barniz

Box 6-22 **Fluoride flavors**	**Cuadro 6-22** **Sabores de fluoruro**
• Bubble gum • Cherry • Chocolate • Grape • Mint • Orange • Raspberry • Strawberry • Vanilla	• Goma de mascar • Cereza • Chocolate • Uva • Menta • Naranja • Frambuesa • Fresa • Vainilla

Let's check the fit of this fluoride tray.
Veamos cómo le queda esta bandeja de fluoruro.

Does the fluoride tray sit comfortably?
¿La bandeja del fluoruro le acomoda cómodamente?

Breathe through your nose during the fluoride treatment.
Respire por la nariz durante el tratamiento de fluoruro.

Rinse with the fluoride in this cup but do not swallow it; just (spit/suction) it out.
Enjuáguese con el fluoruro en esta taza pero no se lo trague; sólo (escúpalo/succiónelo).

Are you comfortable with the fluoride?
¿Está cómodo(a) con el fluoruro?

Let me know if you are uncomfortable while I give you the fluoride.
Hágame saber si está incómodo(a) mientras le doy el fluoruro.

Have you swallowed the fluoride?
¿Se tragó el fluoruro?

Let me know if the fluoride makes you feel sick.
Hágame saber si el fluoruro le hace sentir enfermo(a).

Do you feel (like vomiting/uncomfortable)?
¿Usted se siente (con ganas de vomitar/incómodo(a))?

After the fluoride treatment you must wait ___ minutes before rinsing or eating.
Después del tratamiento de fluoruro, debe esperar ___ minutos antes de enjuagarse o comer.

The fluoride varnish leaves a temporary yellow coat on the teeth, which will remain until you brush it off later.
El barniz del fluoruro deja una capa amarilla temporal en los dientes, la que permanecerá en su lugar hasta que usted la cepille.

Leave on the fluoride varnish until you brush.
Deje el barniz del fluoruro hasta que se cepille.

DESENSITIZATION
DESENSIBILIZACIÓN

I will be applying (gel/rinse/varnish) to reduce tooth sensitivity.
Le aplicaré un (gel/enjuague/barniz) para reducir la sensibilidad del diente.

You may feel some slight sensitivity while I apply the desensitizer.
Usted puede sentir una cierta sensibilidad mientras le aplico el desensibilizador.

The desensitizer will coat the exposed nerve ends on the root.
El desensibilizador cubrirá los extremos expuestos del nervio en la raíz.

We recommend a (gel/rinse/toothpaste) to reduce tooth sensitivity.
Le recomendamos (un gel/un enjuague/una pasta dental) para reducir la sensibilidad del diente.

This (gel/rinse/toothpaste) to reduce tooth sensitivity may temporarily stain the teeth.
(Este gel/Este enjuague/Esta pasta dental) para reducir la sensibilidad del diente puede manchar temporalmente los dientes.

POSTAPPOINTMENT DISCUSSION
DISCUSIÓN DESPUÉS DE LA CITA

I am finished with your (cleaning/scaling).
Ya terminé su (limpieza/raspado).

The dentist will now examine your teeth.
El/La dentista ahora le examinará los dientes.

I will need to see you again in order to finish the scaling.
Necesitaré verle otra vez para terminar el raspado.

Let's make your next (cleaning/scaling) appointment.
Vamos hacer su siguiente cita para (limpieza/raspado).

Let's make your (recare/recall) appointment.
Vamos hacer su cita de mantenimiento.

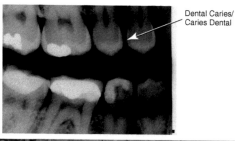

Dental Caries/
Caries Dental

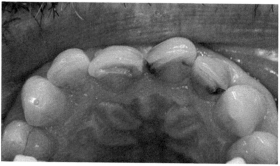

Figure 7-1 Dental caries. *(Photos courtesy Dr. Mohsen Taleghani.)*

Tell me if you feel this.
Dígame si siente esto.

This is the handpiece I will use to remove the decay.
Este es el aparato manual que usaré para eliminar la descomposición.

The handpiece makes a whistling sound.
El aparato manual hace un sonido que silba.

The handpiece makes noise, but it will be comfortable.
El aparato manual hace ruido, pero será cómodo.

The handpiece may vibrate your tooth.
El aparato manual puede hacer vibrar su diente.

When I use the handpiece, it will spray water, which will wash and cool the tooth.
Cuando use el aparato manual, rociará agua, la cual lavará y refrescará el diente.

Please open wide.
Abra grande, por favor.

Turn to your left.
Gire a su izquierda.

Turn to your right.
Gire a su derecha.

Let us know if this bothers you.
Háganos saber si esto le incómoda.

If you need to (take a break/rest a moment), please raise your (right/left) hand.
Si necesita (tomar un descanso/descansar por un momento), por favor levante la mano (derecha/izquierda).

We have removed all the decay, and we will now place the filling.
Hemos eliminado toda la descomposición y ahora colocaremos la empastadura.

Grind your teeth on this (device/paper).
Rechine los dientes sobre este (aparato/papel).

Bite (down/hard) on this device.
Muerda duro sobre este aparato.

Slide your teeth (back and forward/left to right).
Deslice los dientes (de acá para allá/de izquierda a derecha).

Now slightly close your mouth.
Ahora, cierre ligeramente la boca.

We are going to take an impression of your mouth.
Vamos a tomar una impresión de su boca.

We will place some (soft/puddinglike) material in this tray, and then we will place the tray in your mouth.
Colocaremos algo de material (suave) en esta bandeja y entonces colocaremos la bandeja en su boca.

Open wide so I can place the tray in your mouth.
Abra grande para poder colocar la bandeja en su boca.

Now bend your head forward.
Ahora, doble la cabeza hacia adelante.

Open wide so I can remove the tray.
Abra grande para que yo pueda remover la bandeja.

SPECIFIC RESTORATION: AMALGAM
RESTAURACIÓN ESPECÍFICA: AMALGAMA

The tooth will have an amalgam filling.
El diente tendrá una empastadura de amalgama.

Amalgam is a very safe filling material.
La amalgama es un material de empastadura muy seguro.

You must keep your mouth open while I put the amalgam into your tooth.
Usted debe mantener la boca abierta mientras le pongo la amalgama en el diente.

We will scrape off a little bit of the filling to make it fit your bite.
Rasparemos un poco de la empastadura para que se ajuste a su mordedura.

We will check your bite.
Examinaremos su mordedura.

Gently bite down on this marking paper.
Muerda suavemente sobre este papel para marcar.

When you close your mouth, does it feel as though your teeth are coming together normally?

¿Cuándo cierra la boca, siente que sus dientes se juntan normalmente?

When you gently bring your teeth together, does the filling feel high?

¿Cuándo cierra suavemente los dientes, la empastadura se siente alta?

Do not chew on that side of your mouth for the next few hours.

No mastique por ese lado de la boca por las próximas horas.

The filling material needs to set completely.

El material de empastado necesita fijarse totalmente.

It takes a few hours for the filling to harden.

Toma algunas horas para que el empastado se endurezca.

Do not bite down hard until the numbness in your mouth wears off.

No muerda fuerte hasta que el adormecimiento en su boca desaparezca.

All ready to go!

¡Todo listo!

SPECIFIC RESTORATION: COMPOSITE
RESTAURACIÓN ESPECÍFICA: COMPUESTO

This tooth will have a (white/tooth-colored) filling, called a composite.

Este diente tendrá una empastadura (blanca/del color del diente), llamada compuesto.

Keep your mouth open while I put the composite into your tooth.

Mantenga la boca abierta mientras coloco el compuesto en el diente.

This light will (set/harden) the filling material.

Esta luz (fijará/endurecerá) el material de la empastadura.

With the handpiece we will trim the composite to fit your bite.
Con el aparato manual rebajaremos el compuesto para ajustarlo a su mordedura.

Gently bite down on this marking paper.
Muerda suavemente en este papel para marcar.

When you bring your teeth together, does the filling feel high?
¿Cuándo cierra los dientes, la empastadura se siente alta?

We will now polish the filling.
Ahora puliremos la empastadura.

The filling is completely set.
La empastadura está lista.

All ready to go!
¡Todo listo!

Chapter 8
Cosmetic Dentistry

Capítulo 8
Odontología Cosmética

We can place a _____ on that tooth to _____. (See Boxes 8-1 and 8-2)

Podemos colocar un(a) _____ en ese diente para _____. (Vea los Cuadros 8-1 y 8-2)

A filling can be (shaped/tinted) to match your other teeth.

Podemos (darle forma/teñir) la empastadura para que sea igual a sus otros dientes.

Box 8-1 **Types of cosmetic restorations**	**Cuadro 8-1** **Tipos de restauraciones cosméticas**
• Filling • Veneer • Crown • Bridge	• Empastadura • Revestimiento • Corona • Puente

Box 8-2 **Results of cosmetic restoration**	**Cuadro 8-2** **Resultados de la restauración cosmética**
• Make it look better • Make it look normal • Change the shape • Change the color • Close the gap • Fix the broken tooth	• Hacerle ver mejor • Hacerle ver normal • Cambiar la forma • Cambiar el color • Cerrar el espacio • Arreglar el diente roto

A veneer is a thin layer of (material/porcelain/resin) that will be (bonded/cemented) to your tooth.

Un revestimiento es una capa fina de (material/porcelana/resina) que será (ligada/cementada) a su diente.

A crown is a (protective covering/cap) that will fit over your tooth.

Una corona es un revestimiento protector que encajará sobre su diente.

***Crown* can be interchanged with *bridge* in this next section.**

La *corona* se puede intercambiar por un *puente* en la siguiente sección.

The crown can be completed today.

La corona se puede terminar hoy.

We will need _____ appointments to make this crown.

Necesitaremos _____ citas para hacer esta corona.

In order to place a crown we will need to remove a little of your tooth on all sides.

Para colocar una corona necesitaremos quitar un poco de su diente en todos los lados.

Then we will need to take an impression of your tooth.

Luego, necesitaremos tomar una impresión de su diente.

We will now take the impression.

Ahora tomaremos la impresión.

You will have a temporary crown on your tooth until the permanent crown is made. (See Figure 8-1)

Usted tendrá una corona temporal en el diente hasta que se le haga la corona permanente. (Vea la Figura 8-1)

Now we will remove the temporary crown in order to fit the permanent crown.

Ahora quitaremos la corona temporal para encajar la corona permanente.

When you bring your teeth together, does the crown feel high?

Cuando junta los dientes, ¿la corona se siente alta?

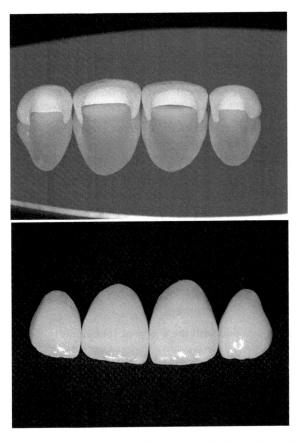

Figure 8-1 Porcelain veneers. *(Photos courtesy Dr. Mohsen Taleghani.)*

Now we will cement your crown onto your tooth.
Ahora cementaremos la corona sobre el diente.

A crown is cemented permanently onto your tooth.
La corona se cementa permanentemente sobre el diente.

We need to match the color for the crown.
Necesitamos igualar el color para la corona.

Do you agree with this (shade/color)?
¿Está de acuerdo con este (tono/color)?

A bridge can replace one or more missing teeth.
Un puente puede sustituir uno o más dientes que falten.

A bridge will connect to the teeth on both sides of the space left by a missing tooth.
Un puente se conectará a los dientes de ambos lados del espacio causado por un diente que falta.

Gently bite down on this marking paper.
Muerda suavemente sobre este papel para marcar.

TOOTH WHITENING (BLEACHING)
BLANQUEAMIENTO DENTAL

Do you like the way your teeth look?
¿Le gusta cómo se ven sus dientes?

Are you satisfied with the way your teeth look?
¿Está satisfecho(a) con la manera en que se ven sus dientes?

Would you like to (whiten/bleach) your teeth?
¿Le gustaría blanquear sus dientes?

Bleaching (will/will not) remove the stains on your teeth.
El blanquear (le va/no le va) a eliminar las manchas de los dientes.

We recommend an (in-office/at-home) bleach procedure.
Le recomendamos un procedimiento (de oficina/casero) para blanquear.

We can bleach most external stains.
Podemos blanquear la mayoría de las manchas externas.

Stains from medication are the most difficult to bleach.
Las manchas causadas por medicamentos son las más difíciles de blanquear.

BLEACHING IN-OFFICE
BLANQUEAMIENTO EN LA OFICINA

An in-office or chairside bleaching will take from 30 minutes to one hour to complete.
Un blanqueador en la oficina tomará de 30 minutos a una hora para completarse.

We will place a protective coating over your gum tissues.
Colocaremos una capa protectora sobre los tejidos de sus encías.

We will apply the bleaching agent to your teeth.
Aplicaremos el agente blanqueador a sus dientes.

We will use a special light to activate the bleach while it is on your teeth.
Utilizaremos una luz especial para activar el blanqueador mientras está en sus dientes.

BLEACHING AT HOME
BLANQUEAMIENTO CASERO

Trays
Bandejas

We will take impressions of your teeth and construct a custom-fitted tray to hold the bleach against your teeth.
Tomaremos impresiones de sus dientes y construiremos una bandeja a su medida para sostener el blanqueador contra sus dientes.

You will take home the bleach material and trays in order to apply the whitening product to your teeth.
Usted se llevará a su casa el material para blanquear y las bandejas para aplicar el producto para blanquear sus dientes.

Fill the tray with bleach this way.
Llene la bandeja con el blanqueador de esta manera.

Wear the tray for ____ hour(s) a day, for ____ weeks.
Use la bandeja por ____ hora(s) al día, por _____ semanas.

Strips
Tiras

Use these bleaching strips as instructed on the box.
Use estas tiras blanqueadoras según lo indicado en la caja.

They should be applied twice a day for ___ minutes until the supply is gone.
Éstas deben ser aplicadas dos veces al día por ___ minutos hasta que el suministro se acabe.

Do not eat, drink, or sleep while wearing the strip.
No coma, beba, o duerma mientras usa la tira.

BLEACHING SIDE EFFECTS
EFECTOS SECUNDARIOS DEL BLANQUEAR

If you have any bothersome side effects, call the office to make an appointment.
Si usted tiene algún efecto secundario que le moleste, llame la oficina para hacer una cita.

Your gum tissue may become irritated.
El tejido de las encías puede irritarse.

Gum irritation is temporary.
La irritación de las encías es is temporal.

The tray may need to be trimmed down.
Puede ser necesario recortar la bandeja.

You may need to put less bleaching gel into the tray.
Puede que necesite colocar menos gel blanqueador en la bandeja.

Your teeth may become sensitive.
Sus dientes pueden volverse sensibles.

Sensitivity of the teeth is temporary.
La sensibilidad de los dientes es temporal.

Stop bleaching for a day or two until the sensitivity subsides.
Pare de blanquear por un día o dos hasta que la sensibilidad se
    calme.

Use a desensitizing toothpaste, such as this one.
Utilice una pasta de dientes para desensibilizar como ésta.

Bleaching will not (damage/weaken) your teeth.
El blanquear no (dañará/debilitará) sus dientes.

Bleaching effects will last at least _____ months.
El efecto del blanqueador durará al menos _____ meses.

Chapter 9
Prosthodontics

Capítulo 9
Prostodoncia

PROSTHODONTIC EXAMINATION
EXAMEN PROSTÉTICO

Are you happy with your _____denture? (See Box 9-1)
¿Está feliz con su dentadura _____? (Vea el Cuadro 9-1)

Do you like your denture's appearance?
¿Le gusta la apariencia de su dentadura?

How long have you had your denture?
¿Hace cuánto tiempo tiene su dentadura?

Do you wear your denture every day?
¿Usa su dentadura todos los días?

Do you remove your denture to let the tissue rest while you sleep?
¿Se quita la dentadura para que repose el tejido mientras duerme?

Does your denture fit properly?
¿Le queda bien su dentadura?

I will be checking the fit of your denture.
Examinaré cómo le queda su dentadura.

Box 9-1 Types of removable dentures	Cuadro 9-1 Tipos de dentaduras removibles
• Full • Lower • Partial • Over • Upper	• Completa • Inferior • Parcial • Sobre • Superior

We will be using a white paste to check the fit of your denture.

Usaremos una pasta blanca para evaluar cómo le queda su dentadura.

Take out your denture so I can examine it.

Quítese la dentadura para poder examinarla.

Put in your denture so I can check its fit.

Póngase la dentadura para poder examinar cómo le queda.

Can you (chew/eat/smile/talk) with your denture?

¿Puede (morder/comer/sonreír/hablar) con su dentadura?

Repeat these words: six hundred, zero, Saturday.

Repita estas palabras: seiscientos, cero, sábado.

Have you had your denture (relined/repaired)?

¿Le han (revestido/reparado) la dentadura?

Does your denture seem loose?

¿Siente floja la dentadura?

Do you use adhesive to hold your denture?

¿Usa pegamento para sostener su dentadura?

Do you have any (sores/ulcers) with your denture?

¿Tiene (algún dolor/alguna úlcera) a causa de su dentadura?

We will refer you to a prosthodontist for _____. (See Box 9-2)

Le referiremos a un(a) prostodontista para _____. (Vea el Cuadro 9-2)

Box 9-2 **Reasons to refer a patient to a prosthodontist**	**Cuadro 9-2** **Razones para referir a un(a) paciente a un(a) prostodontista**
• A second opinion • An evaluation • Treatment	• Una segunda opinión • Una evaluación • Tratamiento

CROWNS
CORONAS

A crown is a(n) _____ covering cemented onto your tooth. (See Box 9-3 and Figure 9-1, A-C)
Una corona es una cobertura _____ cementada a su diente. (Vea el Cuadro 9-3 y la Figura 9-1, A-C)

A crown should be placed on this tooth to _____. (See Box 9-4)
A este diente se le debe colocar una corona para _____. (Vea el Cuadro 9-4)

A crown should be placed on a tooth that has been weakened by decay or fracture.
Una corona debe colocarse en un diente que ha sido debilitado por descomposición o fractura.

A root-canal tooth needs a crown for strength.
Un diente con un canal radicular necesita una corona para solidez.

This root-canal tooth will need a post and core before a crown can be put in place. (See Figures 9-2 and 9-3)
Este diente con canal radicular necesitará un poste y una base antes de que podamos colocar la corona. (Vea las Figuras 9-2 y 9-3)

We will place a prefabricated post into the tooth.
Pondremos un poste prefabricado en el diente.

This tooth needs a core to replace missing tooth structure.
Este diente necesita una base para sustituir la estructura que le falta.

Box 9-3 Types of crowns and bridges	Cuadro 9-3 Tipos de coronas y de puentes
• All-ceramic • All-metal • Ceramic-over-metal	• De cerámica • De metal • De cerámica sobre metal

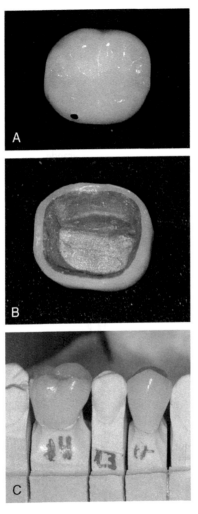

Figure 9-1 A, Porcelain crown (view of the top). **B,** View of the inside of a porcelain crown. **C,** Porcelain crown in place. *(Photos courtesy Dr. Mohsen Taleghani.)*

Box 9-4 **Reasons to place a** **crown**	**Cuadro 9-4** **Razones para colocar** **una corona**
• Fix the crack in the enamel • Improve the appearance of the tooth • Replace the fractured tooth • Replace the large filling • Restore the function of the tooth	• Arreglar la grieta en el esmalte • Mejorar la apariencia del diente • Sustituir el diente fracturado • Sustituir una empastadura grande • Restaurar la función del diente

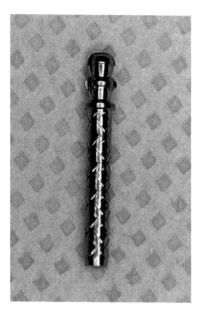

Figure 9-2 Dental post. *(Photo courtesy Dr. Mohsen Taleghani.)*

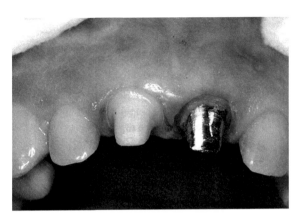

Figure 9-3 Dental post and core. *(Photo courtesy Dr. Mohsen Taleghani.)*

We will fortify this tooth with a core.
Vamos a fortalecer este diente con una base.

A core replaces missing coronal tooth surface.
Una base reemplaza lo que falta de la superficie coronal del diente.

An impression will be taken to make a cast for the post and core.
Se tomará una impresión para hacer un molde para el poste y la base.

The lab will make the post and core and return them to the office.
El laboratorio hará el poste y la base y los devolverá a la oficina.

You will need an appointment in ___ days to have the post and core placed.
Usted necesitará una cita en ___ días para reemplazar el poste y la base.

I will take an impression after the post and core have been placed.
Tomaré una impresión después de que se hayan puesto el poste y la base.

A crown will improve the (strength/function/appearance) of this tooth.
Una corona mejorará la (fuerza/función/apariencia) de este diente.

This tooth can be restored with a(n) _____. (See Box 9-5)
Se puede restaurar este diente con un _____. (Vea el Cuadro 9-5)

A veneer is a thin layer of porcelain bonded to the tooth.
Un revestimiento es una capa fina de porcelana pegada al diente.

A veneer can _____ of a tooth. (See Box 9-6)
Un revestimiento puede _____ de un diente. (Vea el Cuadro 9-6)

A partial-veneer crown will leave uncovered some of the tooth surface.
Una corona de revestimiento parcial dejará descubierta parte de la superficie del diente.

An inlay will be placed into the crown portion of the tooth.
Se pondrá un inlay dentro de la corona del diente.

Box 9-5 Types of restorations	Cuadro 9-5 Tipos de restauraciones
• Inlay • Onlay • Partial veneer • Veneer	• Inlay • Onlay • Revestimiento parcial • Revestimiento

Box 9-6 Improvements that a veneer can make	Cuadro 9-6 Mejoras posibles con un revestimiento
• Correct the color • Correct the fractured part • Correct the shape • Restore the appearance	• Corregir el color • Corregir la parte fracturada • Corregir la forma • Restaurar la apariencia

An onlay covers the biting surface of the tooth.
Un onlay cubre la superficie del diente que se usa para morder.

BRIDGE (FIXED PARTIAL DENTURE)
PUENTE (DENTADURA PARCIAL FIJA)

A bridge can replace (a missing tooth/missing teeth). (See Figure 9-4)
Un puente puede sustituir (un diente que falta/dientes que faltan). (Vea la Figura 9-4)

A bridge is cemented to the teeth on each side of the missing (tooth/teeth).
Un puente se cementa a los dientes a cada lado (del diente/de los dientes) perdido(s).

A bridge is permanently attached to the teeth.
Un puente se une permanentemente a los dientes.

A bridge cannot be removed once it has been cemented into place.
Un puente no puede quitarse una vez que ha sido cementado.

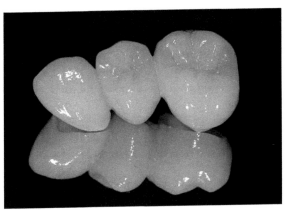

Figure 9-4 Porcelain bridge. *(Photo courtesy Dr. Mohsen Taleghani.)*

The bridge will be _____. (See Box 9-3)
El puente será _____. (Vea el Cuadro 9-3)

An all-ceramic bridge will look (the best/most natural).
Un puente completo en cerámica se verá (mejor/más
    natural).

A bridge will feel natural when you bite down.
Un puente se sentirá natural cuando usted muerda.

A bridge can be attached to implants.
Un puente se puede unir a implantes.

You must use floss daily to clean under the bridge.
Usted debe usar hilo dental a diario para limpiar debajo del
    puente.

**We will show you how to use the floss under your
    bridge.**
Le enseñaremos a utilizar el hilo dental debajo de su puente.

PREPARATION APPOINTMENT FOR CROWNS/BRIDGES
CITA PARA LA PREPARACIÓN DE CORONAS/
PUENTES

**(The term *crown* can be interchanged with *bridge* in the
    next two sections).**
(*Corona* se puede intercambiar por *puente* en las siguientes dos
    secciones).

**To make this crown I need to prepare the tooth and take an
    impression.**
Para hacer esta corona necesito preparar el diente y tomar una
    impresión.

**The impression will be sent to a lab, where the crown will
    be fabricated.**
La impresión será enviada a un laboratorio, donde se fabricará la
    corona.

You will need another appointment in _____ (days/weeks).
Usted necesitará otra cita dentro de_____(días/semanas).

You will wear a temporary crown over this tooth until the lab returns the finished product.
Usted usará una corona temporal sobre este diente hasta que el laboratorio nos envíe el producto acabado.

We will (anesthetize/numb) the area.
Le vamos a (anestesiar/adormecer) el área.

We will prepare the tooth for the crown by removing a portion of the tooth on all sides.
Prepararemos el diente para la corona quitando una porción del diente en todos los lados.

We will try this impression tray.
Le probaremos esta bandeja para impresión.

Is this tray comfortable?
¿Es esta bandeja cómoda?

We will place this cord around the tooth to get a good impression of the margins.
Colocaremos esta cuerda alrededor del diente para conseguir una buena impresión de los márgenes.

We will now take an impression of the prepared tooth.
Ahora tomaremos una impresión del diente preparado.

The impression must stay in your mouth for ____ minutes.
La impresión debe permanecer en su boca por ____ minutos.

Then we will take an impression of your bite.
Luego, tomaremos una impresión de su mordedura.

Keep your mouth (open/closed).
Mantenga la boca (abierta/cerrada).

Bite down (on your back teeth).
Muerda (con los dientes traseros).

We need to match the color for the crown.
Necesitamos igualar el color para la corona.

We will now make a temporary crown for you to wear until the lab returns the finished product.
Ahora haremos una corona temporal para que use hasta que el laboratorio nos envíe el producto acabado.

You will have a temporary crown on your tooth until the permanent crown is made.
Usted tendrá una corona temporal en su diente hasta que se haga la corona permanente.

Do not eat anything hard or sticky with this temporary crown.
No coma nada duro o pegajoso con esta corona temporal.

Chew on the opposite side of your mouth until we seat the final crown.
Mastique con el lado opuesto de la boca hasta que le coloquemos la corona final.

If the temporary crown comes off, call our office right away.
Si la corona temporal se sale, llame nuestra oficina enseguida.

SEATING APPOINTMENT FOR CROWNS/ BRIDGES
CITA PARA COLOCAR LA CORONA/EL PUENTE

We will now remove the temporary crown.
Ahora quitaremos la corona temporal.

We will now try the final crown.
Ahora probaremos la corona final.

Bite down on this blue marking paper.
Muerda en este papel azul para marcar.

Does the crown feel normal in your bite?
¿La corona se siente normal con su mordedura?

We will polish the crown.
Puliremos la corona.

We will now cement the crown onto your tooth.
Ahora cementaremos la corona sobre su diente.

The crown will be cemented permanently onto your tooth.
La corona será cementada permanentemente sobre su diente.

We will remove the excess cement from around your crown.
Quitaremos el exceso del cemento alrededor de su corona.

REMOVABLE PARTIAL DENTURE
DENTADURA PARCIAL REMOVIBLE

A partial denture consists of replacement teeth on a gum-colored base.
Una dentadura parcial consiste en dientes de reemplazo en una base del color de la encía.

A partial denture has a (wire/metal) framework for strength.
Una dentadura parcial tiene un (alambre/metal) como armazón para solidez.

A partial denture will attach to your natural teeth by (clasps/precision attachments).
Una dentadura parcial se unirá a sus dientes naturales con (broches/ accesorios de precisión).

A partial-denture clasp needs to sit in a spoon-shaped area on your natural tooth.
Los broches de una dentadura parcial necesitan apoyarse sobre un área en forma de cuchara en su diente natural.

We will now prepare on your tooth the spoon-shaped rests for the clasps.
Ahora prepararemos en su diente los apoyos en forma de cuchara para los broches.

A precision attachment requires a crown on your tooth.
Un accesorio de precisión requiere de una corona en su diente.

A lower partial denture will have a bar across the back of these teeth.
Una dentadura parcial inferior tendrá una barra a través de la parte posterior de estos dientes.

An upper partial denture will have a connector across your palate.
Una dentadura parcial superior tendrá un conector a través del paladar.

It will take ____ appointments to finish the partial denture.
Tomará ____ citas para terminar la dentadura parcial.

PREPARATION APPOINTMENT FOR PARTIAL DENTURE
CITA PARA LA PREPARACIÓN DE LA DENTADURA PARCIAL

I will now take an impression of the area.
Ahora tomaré una impresión del área.

The impression must remain in your mouth for _____ minutes.
La impresión debe permanecer en su boca por _____ minutos.

I will now take an impression of your bite.
Ahora tomaré una impresión de su mordedura.

Keep your mouth open.
Mantenga la boca abierta.

Bite down.
Cierre la boca.

This (impression/framework/wax-up) will now be sent to the lab.
(Esta impresión/Este armazón/Esta matriz de cera) se enviará al laboratorio.

(I/We) need to select a shade and shape for your new teeth.
(Necesito/Necesitamos) seleccionar un matiz y una forma para sus nuevos dientes.

You will need another appointment in _____ (days/weeks).
Usted necesitará otra cita en _____ (días/semanas).

SEATING APPOINTMENT FOR PARTIAL DENTURE
CITA PARA COLOCAR LA DENTADURA PARCIAL

This is your finished partial denture.
Ésta es su dentadura parcial acabada.

Let's check the bite.
Vamos a examinar la mordedura.

Bite down on this marking paper.
Muerda sobre este papel para marcar.

It may take a few weeks for your partial denture to become comfortable.
Puede tomar algunas semanas antes de que su dentadura parcial llegue a ser cómoda.

Remove the partial denture like so.
Quítese la dentadura parcial así.

Place your fingers on the clasps to remove the partial denture.
Ponga los dedos en los broches para quitarse la dentadura parcial.

When inserting it, don't force the partial denture into place.
No use fuerza para poner la dentadura parcial en su lugar.

Wear your partial denture all day and all night for the next ____ days.
Use su dentadura parcial todo el día y toda la noche por los próximos ____ días.

Wear your partial denture only when you are awake.
Use la dentadura parcial sólo cuando está despierto(a).

Remove your partial denture before going to sleep.
Quítese la dentadura parcial antes de irse a dormir.

Do not sleep while wearing your partial denture.
No duerma con la dentadura parcial puesta.

Sore spots may develop on your (gum/gingival) tissue.
Pueden surgir áreas adoloridas en el tejido de la encía.

If (a sore spot/an irritation) develops, call the office for an appointment.
Si (un área adolorida/una irritación) se desarrolla, llame la oficina para una cita.

Leave the partial denture in your mouth the day (of/before) your sore-spot appointment.
Use la dentadura parcial el día (de/antes de) la cita para el área dolorida.

Box 9-7 Methods for finding sore spots	Cuadro 9-7 Métodos para encontrar áreas adoloridas
• Paint the denture with white cream • Spray the partial denture with this marking medium • Touch this blue stick to the sore area in your mouth	• Pintar la dentadura con una crema blanca • Rociar la dentadura parcial con este medio de marcado • Tocar el área adolorida en su boca con esta varilla azul

To find the sore spot we will _____.
  (See Box 9-7)
Para encontrar el área adolorida vamos a _____.
  (Vea el Cuadro 9-7)

When not wearing your partial denture, clean it and store it in clean, fresh water.
Cuando no esté usando su dentadura parcial, límpiela y guárdela en agua limpia y fresca.

Use this container to store your denture when you are not wearing it.
Use este contenedor para guardar su dentadura cuando no la esté usando.

(Brush/Clean) your partial denture every (day/night).
(Cepille/Limpie) su dentadura parcial (todos los días/todas las noches).

Use this special denture brush like so to clean your partial denture.
Use este cepillo especial de dentaduras de esta manera para limpiar su dentadura parcial.

Eating with your new partial denture may take some practice.
El comer con su nueva dentadura parcial puede requerir práctica.

Start by eating soft food that has been cut into small pieces.
Comience con comer comida blanda cortada en pedazos pequeños.

Chew on both sides of your mouth to balance the pressure.
Mastique en los dos lados de su boca para balancear la presión.

Don't eat foods that are very sticky or hard.
No coma comidas que son muy pegajosas o duras.

Pronouncing certain words may be difficult at first.
Al principio, puede ser difícil pronunciar ciertas palabras.

Read out loud and repeat the bothersome words.
Lea en voz alta y repita las palabras difíciles.

Speak more slowly.
Hable más lentamente.

Practice makes perfect.
Con la práctica se llega a la perfección.

COMPLETE DENTURES
DENTADURAS COMPLETAS

A complete denture consists of replacement teeth on a gum-colored base.
Una dentadura completa consiste en dientes de reemplazo en una base del color de la encía.

An upper denture will be held in place by the natural suction in your mouth.
La dentadura superior se mantiene en su lugar con la succión natural de su boca.

A lower denture is held in place by your muscles.
La dentadura inferior se mantiene en su lugar con sus músculos.

The fit of the denture will depend on your saliva and bone.
El ajuste de la dentadura dependerá de su saliva y hueso.

A complete denture rests on the tissues in your mouth.
Una dentadura completa descansa en los tejidos de su boca.

It will take _____ appointments to finish the complete denture.
Tomará _____ citas para terminar la dentadura completa.

PREPARATION APPOINTMENT FOR COMPLETE DENTURE
CITA PARA LA PREPARACIÓN DE LA DENTADURA COMPLETA

I will now take an impression of the entire area.
Ahora tomaré una impresión del área completa.

The impression must remain in your mouth for ____ minutes.
La impresión debe permanecer en su boca por ____ minutos.

This is called a face bow.
Esto se llama un arco de la cara.

A face bow helps me get your teeth biting together properly.
Un arco de la cara me ayuda a conseguir que sus dientes cierren apropiadamente.

I will now take an impression of your bite.
Ahora tomaré una impresión de su mordedura.

Keep your mouth (open/closed).
Mantenga la boca (abierta/cerrada).

Bite down.
Muerda.

This (impression/framework/wax-up) will now be sent to the lab.
(Esta impresión/Este armazón/Esta matriz de cera) se enviará al laboratorio.

(I/We) need to select a shade and shape for your new teeth.
(Necesito/Necesitamos) escoger un matiz y una forma para sus nuevos dientes.

You will need another appointment in ____ (days/weeks).
Usted necesitará otra cita en ____ (días/semanas).

This is your denture with the teeth set in wax.
Ésta es su dentadura con los dientes hechos en cera.

Bite down gently on this marking paper.
Muerda suavemente sobre este papel para marcar.

How do you like the color and shape of the teeth?
¿Le gustan el color y la forma de los dientes?

SEATING APPOINTMENT FOR COMPLETE DENTURE
CITA PARA COLOCAR LA DENTADURA COMPLETA

This is your finished complete denture.
Ésta es su dentadura completa acabada.

Let's check the bite.
Vamos a examinar la mordedura.

Bite down on this blue marking paper.
Muerda sobre este papel azul para marcar.

It may take a few weeks for your denture to become comfortable.
Puede tomar algunas semanas antes de que su dentadura llegue a ser cómoda.

Remove the denture like so.
Quítese la dentadura así.

Wear your denture all day and all night for the next _____ days.
Use su dentadura todo el día y toda la noche por los próximos _____ días.

Wear your denture only while you are awake.
Use su dentadura sólo cuando esté despierto(a).

Remove your denture before going to sleep.
Quítese la dentadura antes de irse a dormir.

Sore spots may develop on your gum tissue.
Pueden surgir áreas adoloridas en el tejido de la encía.

If (a sore spot/an irritation) develops, call the office for an appointment.
Si (un área adolorida/una irritación) se desarrolla, llame la oficina para una cita.

Leave the denture in your mouth the day (of/before) your sore-spot appointment.

Use la dentadura el día (de/antes de) la cita para el área adolorida.

To find the sore spot I will _____. (See Box 9-7)

Para encontrar el área adolorida voy a _____. (Vea el Cuadro 9-7)

When not wearing your denture, clean it and store it in clean, fresh water.

Cuando no esté usando su dentadura, límpiela y guárdela en agua limpia y fresca.

Use this container to store your denture when you are not wearing it.

Use este contenedor para guardar su dentadura cuando no la esté usando.

(Brush/Clean) your denture every (day/night).

(Cepille/Limpie) su dentadura (todos los días/todas las noches).

Use this special denture brush like so to clean your denture.

Use este cepillo especial de dentadura de esta manera para limpiar su dentadura.

Eating with your new denture may take some practice.

El comer con su nueva dentadura puede requerir práctica.

Start by eating soft food that has been cut into small pieces.

Comience con comer comida blanda cortada en pedazos pequeños.

Chew on both sides of your mouth to balance the pressure.

Mastique en los dos lados de la boca para balancear la presión.

Don't eat foods that are very sticky or hard.

No coma comidas que son muy pegajosas o duras.

Pronouncing certain words may be difficult at first.

Al principio, puede ser difícil pronunciar ciertas palabras.

Read out loud and repeat the bothersome words.

Lea en voz alta y repita las palabras difíciles.

Speak more slowly.
Hable más lentamente.

Occasionally the denture may slip when you laugh, cough, or smile.
A veces la dentadura puede deslizarse cuando usted se ríe, tose o sonríe.

Reposition it by putting your teeth together and swallowing.
Para reposicionarla, cierre bien los dientes y trague.

Practice makes perfect.
Con la práctica se llega a la perfección.

Should you become ill and need to vomit, remove your denture(s) first if possible.
Si usted se enferma y necesita vomitar, quítese su(s) dentadura(s) primero.

REPAIR OF PROSTHODONTIC APPLIANCES
REPARACIÓN DE LOS APARATOS PROSTÉTICOS

I suggest that you have your denture (replicated/copied) for a spare.
Sugiero que (copie/duplique) su dentadura para tener una de recambio.

You need to have your denture relined.
Es necesario revestir su dentadura.

Relining your denture will help it fit properly.
Revestir su dentadura ayudará a que se ajuste apropiadamente.

A reline can improve the retention of your denture.
El revestido puede mejorar la retención de su dentadura.

I will place a soft reline in your denture.
Colocaré un revestido suave en su dentadura.

I can do an in-office reline.
Puedo poner el revestido en la oficina.

To have your denture relined, we will have to send it to the lab.
Para revestir su dentadura, tendremos que enviarla al laboratorio.

You have a broken (clasp/tooth/flange) on your (partial/ complete) denture.
Usted tiene (un broche/un diente/una pestaña) roto(a) en su dentadura (parcial/completa).

You have cracked your denture.
Usted ha fracturado su dentadura.

You have worn down the teeth on your denture.
Usted ha desgastado los dientes de su dentadura.

Your denture teeth need to be replaced.
Los dientes de su dentadura necesitan reemplazarse.

Your denture is beyond repair.
Su dentadura es irreparable.

You need a new denture.
Usted necesita una dentadura nueva.

I will be able to fix your denture today.
Puedo reparar su dentadura hoy.

Will you wait for it?
¿Usted esperaría por ella?

Can you come back later today for the repaired denture?
¿Puede regresar más tarde en el día de hoy para recoger la dentadura reparada?

To have this denture repaired, I will have to send it to the dental laboratory.
Para reparar esta dentadura, tendré que enviarla al laboratorio dental.

You will be without your denture for ____ days.
Usted estará sin su dentadura por ____ días.

We can place your name on your denture. The text will not be visible but can help you recover your denture if it becomes lost.
Podemos poner su nombre en la dentadura. El texto no será visible, pero puede ayudarle a recobrar su dentadura si la pierde.

DENTURE/PARTIAL DENTURE CARE
CUIDADO DE LA DENTADURA/DENTADURA PARCIAL

Brush your (denture/partial denture) twice daily with a firm brush.

Cepille su (dentadura/dentadura parcial) dos veces al día con un cepillo duro.

Brushing plaque from your (denture/partial denture) will remove plaque from your mouth and freshen your breath.

El cepillar la placa de su (dentadura/dentadura parcial) removerá la placa de su boca y refrescará su aliento.

Rinsing your (denture/partial denture) alone does not remove plaque.

El sólo enjuagar su (dentadura/dentadura parcial) no remueve la placa.

Plaque can harm the gum ridges under your (denture/partial denture).

La placa puede dañar los surcos de las encías debajo de su (dentadura/dentadura parcial).

You can use denture powder or paste when brushing your (denture/partial denture).

Usted puede usar un polvo o pasta para dentaduras cuando cepilla su (dentadura/dentadura parcial).

Wire brushes should never be used on your (denture/partial denture).

Nunca use cepillos de alambres en su (dentadura/dentadura parcial).

Household cleaners should never be used on your (denture/partial denture).

Nunca use limpiadores caseros en su (dentadura/dentadura parcial).

Don't use bleach on your denture since it is plastic and will absorb bleach molecules.

No use blanqueador en su dentadura, ya que ésta es de plástico y absorberá las moléculas del blanqueador.

Don't use bleach on your removable partial denture since it has metal parts and will corrode.

No use blanqueador en su dentadura parcial removible, ya que ésta tiene partes de metal y se corroerá.

Don't use any glues to fix your (denture/partial denture).

No use ningún tipo de pegamento para arreglar su (dentadura/dentadura parcial).

Don't use any type of file to fix your (denture/partial denture).

No use ningún tipo de lima para arreglar su (dentadura/dentadura parcial).

Don't repair your (denture/partial denture) yourself.

No repare su (dentadura/dentadura parcial) usted mismo(a).

Contact our (office/clinic) if your (denture/partial denture) is broken.

Llame a nuestra (oficina/clínica) si su (dentadura/dentadura parcial) se rompe.

The dentist recommends that you take out your (denture/partial denture) during sleep.

El/La dentista recomienda que usted se quite la (dentadura/dentadura parcial) mientras duerme.

A poorly fitting (denture/partial denture) can result in _____. (See Box 9-8)

Una (dentadura/dentadura parcial) que no encaja bien puede resultar en _____. (Vea el Cuadro 9-8)

Box 9-8 **Results of a poorly fitting denture/partial denture**	**Cuadro 9-8** **Resultados de una dentadura/dentadura parcial que no encaja bien**
• A poor bite • A poor diet • Mouth sores • Infection	• Una mala mordedura • Una mala dieta • Úlceras bucales • Infección

IMPLANTS
IMPLANTES

We will refer you to a(n) _____ for an implant evaluation. (See Box 9-9)
Le referiremos a un(a) _____ para una evaluación de implante. (Vea el Cuadro 9-9)

Have you considered a dental implant to replace your missing (tooth/teeth)?
¿Ha considerado la posibilidad de reemplazar (el diente/los dientes) que falta(n) con un implante?

Would you like to replace the missing (tooth/teeth)?
¿Le gustaría reemplazar (el diente/los dientes) que falta(n)?

An implant can replace (a missing tooth/missing teeth).
Un implante puede reemplazar (un diente/los dientes) que falta(n).

This baby tooth can be replaced with an implant.
Este diente de leche se puede reemplazar con un implante.

Implants can give a denture greater stability.
Los implantes pueden dar mayor solidez a la dentadura.

An implant can be used to support a (crown/bridge/ denture).
Se puede usar un implante para sostener (una corona/un puente/una dentadura).

Box 9-9 **Types of specialists that may perform implant surgery**	**Cuadro 9-9** **Tipos de especialistas que podrían llevar a cabo una cirugía de implantes**
• Implant specialist • Oral surgeon • Periodontist	• Especialista de implantes • Cirujano(a) oral • Periodontista

The fee for the implant does not include the fee for the (crown/bridge/denture).
El costo del implante no incluye el costo de (la corona/el puente/la dentadura).

We need to evaluate the bone to determine whether an implant can be placed into the area.
Necesitamos evaluar el hueso para determinar si se puede colocar un implante en el área.

We need to take radiographs to look at the bone.
Necesitamos tomar radiografías para examinar el hueso.

An implant is set into the bone.
Un implante se coloca en el hueso.

IMPLANT PLACEMENT
COLOCACIÓN DEL IMPLANTE

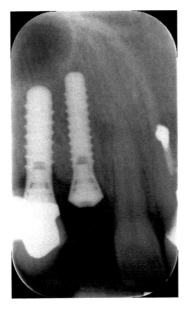

Figure 10-1 Dental implant. *(Photo courtesy Dr. Ron Woody.)*

Today we will be placing the implant fixture (root) in your bone.

Hoy vamos a colocar el elemento del implante (la raíz) en su hueso.

First we will apply a dental anesthetic so that you will not experience any discomfort. (See Figure 10-1)

Primero le aplicaremos anestesia dental para que no experimente ninguna molestia. (Vea la Figura 10-1)

143

We will use a special drill to make a space for your implant slowly, gently, and safely.

Usaremos un taladro especial para hacer un espacio para su implante lenta, suave, y seguramente.

Here is what it will sound like.

Así es como sonará.

Let us know if you have any questions or if you experience any discomfort.

Háganos saber si tiene preguntas o si siente algún malestar.

You will have sutures over the surgical site.

Le pondremos puntos sobre el lugar de la cirugía.

The sutures will be removed in _____ days.

Le quitaremos los puntos en _____ días.

You may have some _____ at this site. (See Box 10-1)

Es posible que tenga _____ en este lugar. (Vea el Cuadro 10-1)

You may take (an anti-inflammatory/ibuprofen) to relieve any pain.

Usted puede tomar un (anti-inflamatorio/ibuprofeno) para aliviar cualquier dolor.

You may gently rinse with (warm salt water/chlorhexidine) for the next _____ days.

Puede enjuagarse suavemente con (agua salada tibia/clorohexidina) durante los próximos _____ días.

Box 10-1 **Problems that patients may experience**	**Cuadro 10-1** **Problemas que pueden tener los pacientes**
• Bleeding • Discomfort • Foul taste • Mobility • Pain • Swelling	• Sangrado • Molestia/incomodidad • Mal sabor • Movilidad • Dolor • Hinchazón

You will return for reevaluation in ____ days.
Debe regresar para una reevaluación en ____ días.

Once the implant has been set into the bone, it is left to heal for ____ (weeks/months).
Después de que se ha colocado el implante en el hueso, se deja sanar por ____ (semanas/meses).

The implant will be uncovered in _____ (weeks/months).
Destaparemos el implante dentro de _____ (semanas/meses).

A healing collar will be placed on the healed implant site.
Colocaremos un collar curativo en el lugar del implante ya sanado.

A clip bar will be attached to the implants after they have healed.
Le agregaremos una barra sujetadora a los implantes después de que éstos hayan sanado.

A ball-attachment device will be attached to the implants after they have healed.
Le agregaremos un vínculo de bola a los implantes después de que éstos hayan sanado.

Sutures will be placed over the site after the (healing collar/clip bar/ball attachment) has been put in place.
Le colocaremos puntos sobre el lugar después de que se coloque (el collar curativo/la barra sujetadora/el vínculo de bola).

Let us know if after the first day you experience any bleeding, swelling, or pain.
Háganos saber si después del primer día experimenta cualquier sangrado, hinchazón o dolor.

In ___ months, after the bone has healed around the implant, the (crown/bridge/denture) can be made.
En ___ meses, después de que el hueso haya sanado alrededor del implante, se puede hacer (la corona/el puente/la dentadura).

IMPLANT RESTORATION
RESTAURACIÓN DE IMPLANTES

Now that your implant has fused to the bone, it is time to restore the implant with a crown/bridge.
Ahora que su implante se ha fusionado con el hueso, es el momento de restaurar el implante con una corona/puente.

After we remove the healing abutment, we will make an impression of the implant.
Después de quitar el pilar de cicatrización, vamos a hacer una impresión del implante.

We are going to make an impression of the implant now.
Vamos a hacer una impresión del implante ahora.

We need to remove a small area of gingiva next to the implant, in order to make a good impression.
Tenemos que eliminar una pequeña área de la encía al lado del implante, para hacer una buena impresión.

We are going to cement a temporary crown on this implant, until the final crown is returned from the lab.
Vamos a colocar una corona temporal en este implante, hasta que nos llegue la corona final del laboratorio.

I think you are going to be very pleased with this implant.
Creo que va a estar muy contento(a) con este implante.

Capítulo 11
Cirugía Oral

EXTRACTIONS AND ORAL SURGERY
EXTRACCIONES Y CIRUGÍA ORAL

We will refer you to an oral surgeon for _____. (See Box 11-1)
Le enviaremos a un(a) cirujano(a) oral para _____. (Vea el Cuadro 11-1)

You need to have (a tooth/_____ teeth) extracted.
Usted necesita que le extraigan (un diente/_____ dientes).

**You need to have ___ wisdom teeth extracted.
(See Figure 11-1)**
Usted necesita que le extraigan ___ muelas cordales.
(Vea el Cuadro 11-1)

You need to have an area biopsied.
Usted necesita que tomemos una biopsia en el área.

**During a biopsy a small piece of tissue is removed and
examined under a microscope to aid in your diagnosis.**
Durante una biopsia, se saca un trocito del tejido y se examina bajo
un microscopio para ayudar a hacer su diagnóstico.

Box 11-1 **Reasons to refer a** **patient to an oral** **surgeon**	**Cuadro 11-1** **Razones para referir a** **un(a) paciente a un(a)** **cirujano(a) oral**
• Treatment • A biopsy • An evaluation • An extraction • A second opinion • An implant evaluation	• Tratamiento • Una biopsia • Una evaluación • Una extracción • Una segunda opinión • Una evaluación para un implante

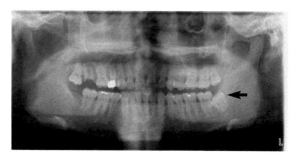

Figure 11-1 Impacted wisdom tooth *(arrow)*. *(Photo courtesy Dr. David M. Grogan.)*

The tissue I removed will be sent to a laboratory for examination.
El tejido que saqué se enviará a un laboratorio para un examen.

The laboratory will return a diagnosis in _____ days.
El laboratorio nos presentará un diagnóstico en _____ días.

We will place a mouthpiece in your mouth so that you will be more comfortable during the procedure.
Le pondremos una boquilla en la boca para que esté más cómodo(a) durante el procedimiento.

Before starting we will (numb/anesthetize/put to sleep) the area.
Antes de comenzar vamos a (adormecer/anestesiar/dormir) el área.

First I will apply a topical anesthetic to numb the gum.
Primero, aplicaré un anestésico tópico para adormecer la encía.

You will hear sounds when I extract the tooth.
Usted oirá sonidos cuando le extraiga el diente.

You may feel some pressure while I extract the tooth.
Usted podría sentir cierta presión mientras le extraigo el diente.

If you experience pain or discomfort, raise your (right/left) hand and I will stop.
Si siente dolor o malestar, levante la mano (derecha/izquierda) y pararé.

You will need a (suture/stitch) to close the space.
Usted necesitará (un punto/una sutura) para cerrar el espacio.

We have placed _____ sutures in the area.
Le hemos puesto _____ puntos en el área.

The sutures will dissolve on their own.
Los puntos se disolverán por su cuenta.

We will need to remove the sutures in _____ days.
Necesitaremos sacar los puntos en _____ días.

A small amount of bleeding is normal.
Un poco de sangrado es normal.

Bite down on this gauze.
Muerda esta gaza.

Smokers are slower to heal after (surgery/extraction).
Los fumadores sanan más lentamente después de la
(cirugía/extracción).

Rinse your mouth gently.
Enjuáguese la boca con cuidado.

You may experience some (pain/discomfort) when the anesthetic wears off.
Es posible que sienta (dolor/molestias) cuando se disipe la
anestesia.

ORTHOGNATHIC SURGERY
CIRUGÍA ORTOGNÁTICA

Orthognathic surgery is jaw surgery performed to align your jaws and teeth.
La cirugía ortognática es la cirugía de la mandíbula que se realiza para
alinear las mandíbulas y dientes.

This surgery must be performed in conjunction with orthodontics.
Esta cirugía debe realizarse en conjunto con la ortodoncia.

You must wear braces for _____ months prior to the surgery, and for _____ months afterwards.
Tiene que usar frenillos por ___ meses antes de la cirugía, y durante _____ meses después de ésta.

During the surgery, we will reposition your lower/upper jaw in order to correct the alignment.
Durante la cirugía, vamos a cambiar la posición de la mandíbula inferior/superior, a fin de corregir la alineación.

I will use titanium plates and screws to fuse your jaw together.
Voy a usar placas de titanio y tornillos para fusionar su mandíbula.

Your surgery will be performed in a hospital, under general anesthesia.
La cirugía se llevará a cabo en un hospital, bajo anestesia general.

We will need to wire your teeth and your jaws shut for _____ weeks.
Tendremos que alambrar y cerrar sus dientes y mandíbulas por _____ semanas.

POSTOPERATIVE CARE
CUIDADO POSTOPERATORIO

Rinse gently with warm salt water _____ times a day for _____ days.
Enjuáguese suavemente con agua salada tibia _____ veces al día por _____ días.

As a rinse use a small glass of warm water with a few shakes of salt in it.
Como enjuague, use un vaso pequeño de agua tibia con algunas sacudidas de sal.

You may experience some bruising.
Puede que usted tenga algunos hematomas.

You may experience some swelling.
Puede que usted tenga algo de hinchazón.

Replace the gauze every _____ minutes for the next hour.
Reemplace la gasa cada _____ minutos durante la próxima hora.

Some bleeding is normal.
Es normal tener algo de sangrado.

Don't (smoke/rinse/spit) for the next ____ (hours/days).
No (fume/se enjuague/escupa) por las/los próximas(os) ____ (horas/días).

Avoid tobacco products for the next ____ days.
Evite los productos de tabaco por los próximos ____ días.

To reduce swelling apply (a cold cloth/an ice pack) to this area.
Para reducir la hinchazón, aplique (un paño frío/una compresa de hielo) en esta área.

Brush and floss your other teeth as usual.
Cepíllese y limpie con hilo dental sus otros dientes normalmente.

Don't (clean the teeth/use your toothbrush) next to the tooth socket.
No (limpie los dientes/use su cepillo de dientes) cerca de la cavidad.

Don't disturb the blood clot in the socket.
No se toque el coágulo de sangre en la cavidad.

Don't use a straw to drink liquids for _____ days.
No use un (popote/sorbete) para beber líquidos por _____ días.

This is a prescription for _____ medication. (See Box 11-2)
Esta receta es para el medicamento _____. (Vea el Cuadro 11-2)

Have you ever had a reaction to any medication?
Ha tenido alguna reacción a algún medicamento?

Box 11-2 Types of prescriptions	Cuadro 11-2 Tipos de recetas
• Pain • Antibiotic • Narcotic • Nonnarcotic	• Para el dolor • Antibiótico • Narcótico • No-narcótico

It is important that you finish the entire prescription of antibiotic medication, even if you begin to feel better.
Es importante que termine de usar todo el medicamento antibiótico recetado, aun cuando comience a sentirse mejor.

Take all of the medication as prescribed.
Tome todo el medicamento tal como se ha recetado.

Make an appointment to have that area examined in _____ days.
Haga una cita para examinar esa área en _____ días.

Chapter 12
Laser Surgery and Radiosurgery

Capítulo 12
Cirugía Láser y Radiocirugía

GENERAL
GENERAL

We need to remove a small amount of tissue from around this crown preparation in order to make an accurate impression.
Tenemos que extraer una pequeña cantidad de tejido alrededor de esta preparación de la corona para hacer una impresión exacta.

Because you are numb, you should not feel any of this.
Ya que está anestesiado, no debería sentir nada de esto.

In order to control the bleeding in this area, we would like to use a device called a laser/radiosurgery.
Con el fin de controlar el sangrado en esta área, nos gustaría usar un dispositivo llamado láser/radiocirugía.

LASER SURGERY
CIRUGÍA LÁSER

A laser unit uses high-energy lightwaves to vaporize tissue. They can be used to cut tissue, treat ulcers, stop bleeding, and for a number of other medical uses.
Un dispositivo láser utiliza ondas de luz de alta energía para vaporizar los tejidos. Pueden utilizarse para cortar el tejido, tratar úlceras, detener el sangrado, y un número de otros usos médicos.

It is very important that you use these special glasses while we are using the laser.
Es muy importante que usted use estos lentes especiales mientras estamos utilizando el láser.

It is very uncommon to have any discomfort following laser surgery. However, if you should experience any discomfort, please call our office right away.
Es muy raro que exista cualquier molestia después de la cirugía láser. Sin embargo, si experimenta cualquier molestia, por favor llame a nuestra oficina inmediatamente.

Viral ulcers treated with lasers oftentimes do not recur.
Las úlceras virales que se tratan con láser no suelen repetirse.

Unlike incisions made with a scalpel, incisions made with a laser do not bleed as much and heal much faster.
A diferencia de las incisiones hechas con bisturí, las incisiones hechas con láser no sangran tanto y sanan mucho más rápido.

RADIOSURGERY
RADIOCIRUGÍA

Similar to a laser, radiosurgery vaporizes tissue; however, it uses radiowaves rather than lightwaves to do so.
Al igual que un láser, la radiocirugía vaporiza el tejido, sin embargo, utiliza ondas de radio en vez de ondas de luz.

Radiosurgery sometimes produces a slight burning smell while in use. This is nothing to worry about, and we will do our best to minimize this effect.
A veces, la radiocirugía produce un ligero olor a quemado mientras está en uso. No hay nada de que preocuparse, y haremos nuestro mejor esfuerzo para minimizar este efecto.

This flat plate is an antenna for the radiosurgery unit and needs to be placed behind your back.
Esta placa plana es una antena para la unidad de radiocirugía y debe colocarse detrás de su espalda.

Radiosurgery will be used to cauterize the small bleeding points.
Usaremos la radiocirugía para cauterizar las pequeñas áreas sangrantes.

No sutures will be required with this procedure.
No se requerirá suturas con este procedimiento.

PERIODONTAL EXAMINATION
EXAMEN PERIODONTAL

Periodontal disease is an infection of the (tissues/bone and gum) surrounding the tooth.
La enfermedad periodontal es una infección (de los tejidos/del hueso y de la encía) que rodean el diente.

Periodontal disease is caused by plaque.
La enfermedad periodontal es causada por la placa.

We will refer you to a periodontist for _____. (See Box 13-1)
Le enviaremos a un(a) periodontista para _____. (Vea el Cuadro 13-1)

Box 13-1 Reasons to refer a patient to a periodontist	Cuadro 13-1 Razones para referir a un(a) paciente a un(a) periodontista
• Periodontal surgery	• Cirugía periodontal
• A biopsy	• Una biopsia
• An evaluation	• Una evaluación
• A second opinion	• Una segunda opinión
• An implant evaluation	• Una evaluación de un implante
• Crown lengthening	• Alargar una corona
• Grafting	• Aplicar un injerto
• Correction of a bony defect	• Corregir un defecto del hueso

**You have _____ (gum disease/gingivitis/periodontitis).
(See Box 13-2 and Figure 13-1)**

Usted tiene _____ (enfermedad en las encías/gingivitis/
periodontitis). (Vea el Cuadro 13-2 y la Figura 13-1)

**If gingivitis is not treated, it can infect deeper tissues and
damage the bone and structures that support the teeth.**

Si la gingivitis no se trata, puede infectar tejidos más profundos y
dañar el hueso y las estructuras que le dan soporte a los dientes.

Box 13-2 Descriptions of periodontal disease	**Cuadro 13-2 Descripciones de enfermedades periodontales**
• Mild • Moderate • Extensive • Severe • Localized • Generalized	• Poco severa • Moderada • Extensa • Severa • Localizada • Generalizada

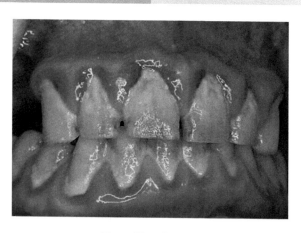

Figure 13-1 Gingivitis.

If periodontal disease is left untreated, it can result in the loss of your (tooth/teeth).

Si la enfermedad periodontal se deja sin tratar, puede resultar en la pérdida de (su diente/sus dientes).

Plaque on the tooth surface can cause your (gum/gingival) tissues to become red and swollen and to bleed.

La placa en la superficie del diente puede causar que los tejidos (de las encías/gingivales) se pongan rojos, se hinchen y sangren.

Plaque buildup causes the (gums/gingiva) to pull away from the teeth.

La acumulación de placa causa que las encías se separen del diente.

Plaque has caused your (gum/gingival) tissues to recede.

La placa ha causado el retiro de sus tejidos (de las encías/gingivales).

I am going to check your teeth for periodontal disease.

Voy a examinar sus dientes para enfermedad periodontal.

I will use a periodontal probe to measure the area around each tooth.

Usaré una sonda periodontal para medir el área alrededor de cada diente.

This probe will help determine whether there is any breakdown in the connective tissue between your tooth and (gum/gingiva). If there is, it is called a pocket.

Esta sonda ayudará a determinar si hay algún deterioro en el tejido conector entre su diente y la encía. Si lo hay, se le llama un bolsillo.

A pocket is a sign that the tissue is not healthy.

Un bolsillo es un indicio de que el tejido no está sano.

The (normal space/sulcus) or measurement in healthy areas is 3 millimeters or less.

El (espacio normal/surco) o medida en las áreas sanas es de 3 milímetros o menos.

Any measurement greater than 3 millimeters indicates an area that will need treatment.

Cualquier medida mayor de 3 milímetros indica un área que necesitará tratamiento.

We will be recording these measurements in your chart.

Registraremos estas medidas en su hoja clínica.

We will routinely check these readings for signs of periodontal disease.

Revisaremos estas lecturas rutinariamente por indicios de enfermedad periodontal.

We will routinely check these readings (to be sure that your periodontal disease has not progressed/to monitor the health of your (gums/gingiva)).

Revisaremos estas lecturas rutinariamente (para asegurarnos de que su enfermedad periodontal no haya progresado/para observar la salud de sus encías).

I will be checking your (gums/gingiva) for _____. (See Box 13-3)

Le examinaré las encías para buscar _____. (Vea el Cuadro 13-3)

Box 13-3 **Common periodontal findings**	**Cuadro 13-3** **Resultados periodontales comunes**
• Attrition	• Desgaste
• Bleeding	• Sangrado
• Cleft	• Hendidura
• Deposits	• Depósitos
• Exposed roots	• Raíces expuestas
• Gingivitis	• Gingivitis
• Gum boil (abscess)	• Flemón (absceso)
• Gum defect	• Defectos de las encías
• Horizontal bone loss	• Pérdida de hueso horizontal
• Infection	• Infección

Box 13-3 **Common periodontal** **findings—cont'd**	**Cuadro 13-3** **Resultados** **periodontales** **comunes—continuación**
• Inflammation	• Inflamación
• Periodontal disease	• Enfermedad periodontal
• Plaque	• Placa
• Pockets	• Bolsillos
• Pus (suppuration)	• Pus (supuración)
• Recession	• Retiro
• Staining	• Mancha
• Tartar (calculus)	• Sarro (cálculo)
• Vertical bone loss	• Pérdida de hueso vertical

(Gum/Gingival) tissues should not bleed when touched.

Los tejidos (de las encías/gingivales) no deben sangrar cuando se tocan.

(Gums/Gingiva) should not bleed when brushed and flossed.

Las encías no deben sangrar cuando se cepillan y limpian con hilo dental.

Do your gums bleed when you brush, floss, or eat?

¿Le sangran las encías cuando se cepilla, se limpia con hilo dental, o come?

This is a sign of disease.

Esto es un síntoma de enfermedad.

Are you happy with the way your (gums/gingiva) look?

¿Le gusta como lucen sus encías?

Are you comfortable while I (examine/probe) your (gums/ gingiva)?

¿Se siente cómodo(a) mientras le (examino/exploro) las encías?

Let me know if you are uncomfortable while I (examine/ probe) your (gums/gingiva).

Hágame saber si está incómodo(a) mientras le (examino/exploro) las encías.

I will be gentle in examining your (gums/gingiva).
Seré cuidadoso(a) mientras le examino las encías.

Along with the exam, we will be taking radiographs in order to determine your (gum/gingival) health.
Junto con el examen, le tomaremos radiografías para determinar la salud (de sus encías/gingival).

I will be using a special probe to check around your implant.
Usaré una sonda especial para examinar alrededor del implante.

Do your gums (bleed/have pus)? Here?
¿Sus encías (sangran/tienen pus)? ¿Aquí?

Do you have (tartar/calculus) buildup? Where?
¿Tiene acumulación de (sarro/cálculo)? ¿Dónde?

Do you have a bad taste in your mouth? Where?
¿Tiene mal sabor en la boca? ¿Dónde?

I will be checking your teeth for movement.
Le examinaré los dientes para ver si se mueven.

Do any of your teeth move when you use them?
¿Alguno de sus dientes se mueve cuando los usa?

Do you feel movement with your implant?
¿Siente movimiento con su implante?

Have you had (an abscess/a gum boil) here?
¿Ha tenido un (absceso/flemón) aquí?

Have you had (gum/gingival) surgery? (Where/When)?
¿Ha tenido cirugía en las encías? ¿(Dónde/Cuándo)?

Have you ever had a (scaling/root planing)? (Where/When)?
¿Ha tenido alguna vez un (raspado/alisado radicular)? ¿(Dónde/Cuándo)?

Your (gum/periodontal) charting will be stored in our computer.
Guardaremos su hoja clínica (para sus encías/periodontal) en nuestra computadora.

Here's a (mirror/camera); let's look at your (gums/gingiva).
Aquí tiene (un espejo/una cámara); miremos sus encías.

DISCUSSION OF FINDINGS
DISCUSIÓN DE LOS RESULTADOS

**I found _____ when I examined your (gums/gingiva).
(See Box 13-3)**
Encontré _____ cuando le examiné las encías. (Vea el Cuadro 13-3)

Did you know you had _____? (See Box 13-3)
¿Usted sabía que tenía _____? (Vea el Cuadro 13-3)

You have a pocket between the tooth and (gums/gingiva).
Usted tiene un bolsillo entre el diente y las encías.

**Your gum tissues bleed easily when I touch them with my
instrument.**
Los tejidos de sus encías sangran fácilmente cuando los toco con mi
instrumento.

You have a bone defect caused by periodontal disease.
Usted tiene un defecto al hueso causado por la enfermedad
periodontal.

You have _____ (tartar/calculus). (See Box 13-4)
Usted tiene (sarro/cálculo) _____. (Vea el Cuadro 13-4)

You have _____ staining. (See Box 13-4)
Usted tiene una mancha _____. (Vea el Cuadro 13-4)

Box 13-4 **Common descriptions** **of (tartar/staining/bone** **loss)**	**Cuadro 13-4** **Descripciones comunes** **(del sarro/de la mancha/** **de la pérdida de hueso)**
• Slight • Moderate • Heavy • Localized • Generalized • Horizontal • Vertical	• Leve • Moderado(a) • Severo(a) • Localizado(a) • Generalizado(a) • Horizontal • Vertical

You have _____ bone loss. (See Box 13-4)
Usted tiene pérdida de hueso_____. (Vea el Cuadro 13-4)

You have ___ areas of bone loss. (See Box 13-4)
Usted tiene áreas de pérdida de hueso_____. (Vea el Cuadro 13-4)

PERIODONTAL TREATMENT PLANNING
PLANIFICACIÓN DEL TRATAMIENTO PERIODONTAL

We have determined that you have periodontal disease, and we need to treat it now.
Hemos determinado que usted tiene enfermedad periodontal, y necesitamos tratarla ahora.

We will schedule you for a special procedure called scaling and root planing.
Necesitaremos fijar la hora para un procedimiento especial llamado raspado y alisado radicular.

We can use an anesthetic to make you comfortable during this procedure.
Podemos utilizar un anestésico para hacerle sentir más cómodo(a) durante este procedimiento.

We will use (scalers/an ultrasonic scaler/special dental cleaning instruments) for scaling and root planing.
Utilizaremos (una cureta/una cureta ultrasónica/instrumentos de limpieza dental especiales) para el raspado y alisado radicular.

After scaling and root planing, the (gum/gingival) tissue will heal and tightly fit itself to the tooth surface.
Después del raspado y alisado radicular, los tejidos (de las encías/gingivales) sanarán y se ajustarán estrechamente por sí mismos a la superficie del diente.

You will need to come in more frequently for your dental cleanings.
Usted necesitará venir con más frecuencia para sus limpiezas dentales.

We will monitor your healing (to/to try to) prevent further bone destruction.

Supervisaremos su curación (para/para intentar) prevenir el deterioro adicional del hueso.

You need to have periodontal surgery.

Usted necesita cirugía periodontal.

You need to brush and floss (as we have shown you/every day/to prevent periodontal disease).

Usted necesita cepillarse y limpiarse con hilo dental (como le hemos demostrado/diariamente/para prevenir enfermedad periodontal).

Chapter 14
Endodontics

Capítulo 14
Endodoncia

ENDODONTIC EXAMINATION
EXAMEN DE ENDODONCIA

We will refer you to an endodontist for_____. (See Box 14-1)
Le enviaremos a un(a) endodontista para_____. (Vea el
Cuadro 14-1)

I will be checking the vitality of your tooth.
Examinaré la vitalidad de su diente.

I will be using a machine to check the vitality of your tooth.
Usaré una máquina para examinar la vitalidad de su diente.

Are you in pain?
¿Siente dolor?

**How would you describe your pain? Rate your pain on a
scale of 1 to 10, with 1 being the least painful.**
¿Cómo describiría su dolor? Clasifique su dolor en una escala del 1
al 10, siendo el 1 el nivel más bajo de dolor.

Do you have pain when you bite on this tooth?
¿Siente dolor cuando muerde con este diente?

Box 14-1 Reasons to refer a patient to an endodontist	**Cuadro 14-1 Razones para referir a un(a) paciente a un(a) endodontista**
• Treatment • A root canal • An evaluation • A second opinion • Apicoectomy	• Tratamiento • Un canal radicular • Una evaluación • Una segunda opinión • Apicectomía

Box 14-2 Things that teeth can be sensitive to	Cuadro 14-2 Cosas a las que los dientes pueden ser sensibles
• Air • Biting • Cold • Drinking • Heat • Sweets • Sour things	• Aire • Morder • Frío • Beber • Calor • Dulces • Cosas amargas

Do you have pain when I tap here? Here?
¿Le duele cuando golpeo ligeramente aquí? ¿Aquí?

Do you have pain in the tooth with _____? (See Box 14-2)
¿Siente dolor en el diente con _____? (Vea el Cuadro 14-2)

Do you have pain when I place ice here? Here?
¿Siente dolor cuando le coloco hielo aquí? ¿Aquí?

Do you have pain when I place heat here? Here?
¿Siente dolor cuando le pongo calor aquí? ¿Aquí?

Where does it hurt? Show me. Point to it.
¿Dónde le duele? Enséñeme. Señálelo.

Is that the only place it hurts?
¿Es ése el único lugar que le duele?

Where else does it hurt? Show me. Point to it.
¿Dónde más le duele? Enséñeme. Señálelo.

Where does it hurt the most? Here?
¿Dónde le duele más? ¿Aquí?

I will need to take radiographs of your mouth.
Necesitaré tomar radiografías de su boca.

DISCUSSION OF FINDINGS
DISCUSIÓN DE LOS RESULTADOS

You have an abscess of this tooth.
Usted tiene un absceso en este diente.

You have an infection in this tooth.
Usted tiene una infección en este diente.

The decay has infected the pulp of this tooth.
La descomposición ha infectado la pulpa de este diente.

**The crack on this tooth has let bacteria infect the pulp of
the tooth.**
La grieta en este diente ha dejado que las bacterias infecten la pulpa
del diente.

ENDODONTIC TREATMENT PLANNING
PLANIFICACIÓN DEL TRATAMIENTO DE
ENDODONCIA

You need to have a root canal. (See Figure 14-1)
Es necesario que le hagamos un canal radicular. (Vea la Figura 14-1)

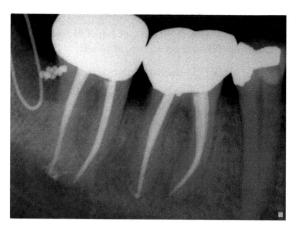

Figure 14-1 Root canal. *(Photo courtesy Dr. Jianing He.)*

A root canal will treat the (infection/abscess).
Un canal radicular tratará (la infección/el absceso).

Without treatment you may (lose/have to extract) this tooth.
Sin el tratamiento quizás (pierda/tengamos que extraer) este diente.

This infection will not go away without treatment.
Esta infección no se irá sin tratamiento.

ENDODONTIC TREATMENT
TERAPIA DE ENDODONCIA

Within the tooth is a chamber containing nerves, blood vessels, and other tissues.
Dentro del diente hay una cámara que contiene nervios, vasos sanguíneos, y otros tejidos.

Here is a picture of the interior of the tooth.
Esta es una ilustración del interior del diente.

This is called the pulp.
Esto se llama pulpa.

The pulp will be removed, and the inside of the tooth will be cleaned.
La pulpa será eliminada, y limpiaremos el interior del diente.

To do this, we will use specialized instruments called files.
Para hacer esto, usaremos instrumentos especializados llamados limas.

This procedure will take _____ appointments.
Este procedimiento tomará _____ citas.

We will (anesthetize/numb) the tooth before starting.
(Anestesiaremos/Adormeceremos) el diente antes de comenzar.

We need to (isolate/protect) the tooth from saliva by using a rubber sheet called a dam.
Necesitamos (aislar/proteger) el diente de la saliva con una hoja de goma llamada dique.

Medication will be placed into this tooth for _____ days.
El medicamento será colocado en este diente por _____ días.

I will need to take a radiograph of this tooth.
Necesitaré tomar una radiografía de este diente.

This is a temporary filling in the tooth.
Ésta es una empastadura temporal para el diente.

You need to see your dentist for a permanent filling.
Usted necesita ver a su dentista para una empastadura permanente.

A tooth that has had a root canal can become brittle and will require a crown to strengthen it.
El diente que ha tenido el canal radicular puede volverse frágil y requerirá una corona para fortalecerlo.

This root-canal tooth will need a post and core before we can place a crown on it.
Este diente con canal radicular necesitará un poste y una base antes de poder colocarle una corona.

Be careful not to bite hard things with this tooth until a crown has been placed on it.
No muerda cosas duras con este diente hasta que se le coloque una corona.

The fee for the root canal does not include the fee for the crown.
El costo del canal radicular no incluye el costo de la corona.

It is not unusual for a tooth to remain slightly sensitive for a few days following root canal treatment.
No es inusual que un diente quede levemente sensible por algunos días después del tratamiento de canal radicular.

You should not experience any looseness, swelling, drainage, or throbbing pain in this tooth. If you do, call our office right away.
Usted no debería experimentar ninguna flojedad, hinchazón, drenaje o dolor punzante en este diente. Si esto ocurriera, llame a nuestra oficina inmediatamente.

Chapter 15
Pediatric Dentistry (Pedodontics)

Capítulo 15
Odontología Pediátrica (Odontopediatría)

CONVERSING WITH CHILDREN
CONVERSANDO CON LOS NIÑOS

Come with me.
Ven conmigo.

Hold my hand.
Dame la mano.

How old are you?
¿Cuántos años tienes?

You look so nice today.
Te ves muy lindo(a) hoy.

I like your (dress/shirt/shoes).
Me gusta(n) (tu traje/tu camisa/tus zapatos).

(Climb/jump) into the chair.
Súbete a la silla.

Let me show you how this chair works.
Déjame enseñarte cómo funciona esta silla.

The chair goes up and down, like this.
Esta silla se sube y se baja, así.

Let me tell you what we will be doing today.
Déjame contarte qué haremos hoy.

Open (wide/wider).
Abre (grande/más grande).

Do you know how many teeth you have? Let's count them. Hold this mirror.
¿Sabes cuántos dientes tienes? Vamos a contarlos. Aguanta este espejo.

This is a little squirt gun. It sprays water on your tooth.
Ésta es una pequeña pistola que lanza chorros. Rocía agua en tu diente.

This is air. I am going to spray some on your tooth to dry it.
Esto es aire. Voy a rociar aire en tu diente para secarlo.

This is a bright light. It will help us to see better. Would you like to wear special sunglasses?
Ésta es una luz brillante. Nos ayudará a ver mejor. ¿Te gustaría usar unas gafas de sol especiales?

Let me show you how this works.
Déjame mostrarte cómo funciona esto.

This is a piece of cotton. It is soft and will keep your teeth dry.
Éste es un pedazo de algodón. Es suave y mantendrá tus dientes secos.

I am going to use this little toothpick to look at your tooth.
Voy a usar este palillo pequeño para observar tu diente.

Plaque bugs form on your teeth every day.
Los microbios de la placa se forman en tus dientes todos los días.

Let's look at the plaque bugs I stained on your teeth!
¡Miremos a los microbios de la placa que teñí en tus dientes!

Plaque bugs can cause holes in your teeth.
Los microbios de la placa pueden causar hoyos en tus dientes.

These holes in your teeth need to be repaired by the dentist.
Estos hoyos en tus dientes necesitan ser reparados por el/la dentista.

Let's put a cover on your teeth to protect them.
Coloquemos una cubierta sobre tus dientes para protegerlos.

We are going to put your tooth to sleep with some sleepy juice. Your tooth will feel tingly just like when your foot or leg falls asleep.
Vamos a poner tu diente a dormir con un poco de jugo para adormecer. Vas a sentir un hormigueo en el diente igual a cuando se te duerme el pie o la pierna.

We are going to take this little piece of rubber and put it over your tooth.
Vamos a tomar este pedacito de goma y colocarlo sobre tu diente.

It is called a rubber dam. It is like a raincoat for your tooth.
Se llama dique de goma. Es como un impermeable para tu diente.

You are a good helper.
Qué buen ayudante eres.

Thank you for being so good.
Gracias por ser tan bueno(a).

CONVERSING WITH PARENTS
CONVERSANDO CON LOS PADRES

Habits started young are important for keeping good dental health throughout life.
Los hábitos que se inician en la juventud son importantes para mantener una buena salud dental a lo largo de la vida.

Thumb sucking can cause changes in your child's biting pattern.
El chuparse el dedo puede causar cambios en la mordedura de su niño(a).

Long-term use of a pacifier can cause changes in your child's biting pattern.
El uso prolongado del chupete puede causar cambios en la mordedura de su niño(a).

Here are some tablets for your child to chew that will stain the plaque. Be sure that he/she spits them out after chewing them.
Aquí tiene algunas tabletas para que su niño(a) mastique que van a teñir la placa. Asegúrese de que él/ella las escupa después de masticarlas.

(Baby/Primary) teeth begin to erupt by the age of 6 to 8 months.
Los dientes (de leche/primarios) comienzan a salir a la edad de 6 a 8 meses.

All the primary teeth have erupted by the age of 29 months.

Todos los dientes primarios ya han salido para la edad de 29 meses.

(Baby/Primary) teeth are important to the health of the (adult/permanent) teeth.

Los dientes (de leche/primarios) son importantes para mantener la salud de los dientes (de adulto/permanentes).

Early loss of (baby/primary) teeth can cause crowding of (adult/permanent) teeth.

La pérdida prematura de los dientes (de leche/primarios) puede causar que se apilen los dientes (de adulto/permanentes).

A child should first visit the dentist as an infant. We will let you know how to care for your baby's mouth and teeth. We will tell you what to expect as the child grows.

La primera visita al dentista de un(a) niño(a) debe ser de infante. Le diremos cómo cuidar la boca y dientes de su bebé. Le diremos qué esperar a medida que (el niño/la niña) crece.

Until a child is _____ years old, it is the parents' job to brush and floss the child's teeth.

Hasta que un(a) niño(a) tiene _____ años de edad, es el trabajo de los padres cepillarle y limpiarle los dientes con hilo dental.

Do not use threats as a way of getting your child to brush: for example, "If you don't brush, you'll have to go to the dentist."

No use amenazas como una manera de hacer que su niño(a) se cepille, por ejemplo: "Si no te cepillas, tendrás que ir al dentista."

We see children for their first dental experience when they are around _____ years of age. It depends on when the child is ready.

Nosotros vemos a los niños para su primera experiencia dental alrededor de los _____ años de edad. Depende de cuando el niño esté listo.

On the child's first visit, the dentist will check for cavities and growth problems.

En la primera visita del niño/de la niña, el/la dentista le examinará para buscar caries y problemas de crecimiento.

Speak positively about dentistry and dental experiences around your child.

Hable positivamente acerca de la odontología y las experiencias dentales alrededor de su niño(a).

(I/The dentist/The office) will help you keep your healthy smile! Smile!

¡(Yo le ayudaré/(El/La) dentista/La oficina) le ayudará) a mantener su sonrisa saludable! ¡Sonría!

TEETHING
DENTICIÓN

When babies are teething, they can have sore gums.

Cuando los bebés están en dentición, pueden tener dolor de encías.

Keeping the gums and teeth free of plaque can reduce teething discomfort.

El mantener las encías y los dientes limpios de placa puede reducir el malestar de la dentición.

The teething pain can be soothed by rubbing your baby's gums with a clean finger; a small, cool spoon; or a wet cloth.

Puede calmar el dolor de la dentición el frotar las encías de su bebé con un dedo limpio, una cuchara pequeña y fría, o un paño mojado.

A clean teething ring for your baby to chew on may help.

Un anillo de dentición para que su bebé muerda puede ayudar.

BRUSHING AND CHILDREN
EL CEPILLADO Y LOS NIÑOS

Before your child has teeth, gently wipe the gum area with a soft, wet cloth wrapped over your finger.

Antes de que su niño(a) tenga dientes, limpie suavemente el área de la encía con un paño suave y mojado enrollado alrededor de su dedo.

Start brushing your child's teeth with water as soon as the first tooth appears.
Comience a cepillar los dientes de su niño(a) con agua tan pronto como aparezca el primer diente.

Brush your child's teeth twice daily until the child can thoroughly remove plaque.
Cepille los dientes de su niño(a) dos veces al día hasta que el/la niño(a) pueda remover la placa completamente.

Your child can use toothpaste when the dentist recommends it.
Su niño(a) puede usar pasta dental cuando el/la dentista lo recomiende.

Your child is too young for toothpaste.
Su niño(a) es demasiado pequeño(a) para usar pasta dental.

For safety, monitor your child's use of toothpaste.
Por seguridad, vigile cuando su niño(a) usa pasta dental.

If ingested in large amounts, toothpaste can harm your child.
Si se ingiere en cantidades grandes, la pasta dental puede hacerle daño a su niño(a).

If you show your child that you brush, it is more likely that he/she will brush too.
Si usted le muestra a su niño(a) que usted se cepilla, es más probable que él/ella también se cepille.

You will need to show your child how to brush his/her teeth.
Usted necesitará mostrarle a su niño(a) cómo cepillarse los dientes.

Watch your child's brushing until you're certain that he/she is doing it correctly.
Observe el cepillado de su niño(a) hasta que usted esté seguro(a) de que él/ella lo está haciendo correctamente.

I will be showing your child how to brush his/her teeth.
Le mostraré a su niño(a) cómo cepillarse los dientes.

We need to brush the plaque bugs off your teeth.
Nos cepillamos para sacar a los microbios de la placa de los dientes.

You need to brush your teeth after breakfast and lunch and before bed.
Debes cepillarte los dientes después del desayuno y el almuerzo y antes de acostarte.

Let's brush the stained plaque bugs off your teeth!
¡Cepillemos a los microbios de la placa teñidos de tus dientes!

Brush all your teeth using big circles with your toothbrush.
Cepilla todos tus dientes haciendo círculos grandes con tu cepillo de dientes.

CARIES
CARIES

Putting sugared drinks in a baby bottle causes tooth decay.
El poner bebidas azucaradas en el biberón causa descomposición dental.

Sealants can protect the chewing surfaces of permanent teeth from decay.
Los selladores pueden proteger las superficies de mascar de los dientes permanentes de las caries.

Never put a child to bed with a bottle containing any liquid except water.
Nunca coloque a un(a) niño(a) en la cama con un biberón que contenga cualquier líquido excepto agua.

Capítulo 16
Ortodoncia

ORTHODONTIC EXAMINATION
EXAMEN ORTODÓNTICO

We will refer you to an orthodontist for _____. (See Box 16-1)
Le enviaremos a un(a) ortodoncista para _____. (Vea el Cuadro 16-1)

Would you like to improve your (smile/bite)?
¿Le gustaría mejorar su (sonrisa/mordedura)?

Would you like to have better-looking teeth?
¿Le gustaría mejorar la apariencia de sus dientes?

Do you think your teeth are (crooked/well aligned)?
¿Piensa que sus dientes están (torcidos/bien alineados)?

(Do you/Does your child) have any problems with the temporomandibular joint?
¿(Usted/Su niño(a)) tiene algún problema con la coyuntura temporomandibular?

Box 16-1 **Reasons to refer a patient to an orthodontist**	**Cuadro 16-1** **Razones para referir a un(a) paciente a un(a) ortodoncista**
• A second opinion • An evaluation • Braces • Treatment • Uprighting (a molar/molars)	• Una segunda opinión • Una evaluación • Frenillos • Tratamiento • Enderezar (un molar/molares)

I will need to take impressions for study models.
Necesitaré tomar impresiones para modelos de estudio.

The impression will need to stay in your mouth for ___ minutes until it is set.
La impresión debe permanecer en su boca por ___ minutos hasta que esté lista.

I will need to take radiographs of your mouth and head.
Necesitaré tomar radiografías de su boca y cabeza.

DISCUSSION OF FINDINGS
DISCUSIÓN DE LOS RESULTADOS

(You/Your child) have/has _____. (See Box 16-2)
(Usted/Su niño(a)) tiene _____. (Vea el Cuadro 16-2)

Box 16-2 Common orthodontic problems	Cuadro 16-2 Problemas ortodónticos comunes
• Crossbite	• Mordida cruzada
• Crowded teeth	• Dientes apiñados
• Extra teeth	• Dientes adicionales
• Missing teeth	• Dientes que faltan
• Jaws that are out of alignment	• Mandíbulas desalineadas
• Overbite	• Sobremordida
• Overjet	• Sobremordida horizontal
• Incorrect bite	• Mordida incorrecta
• Underbite	• Submordida
• Tongue thrust	• Empuje de la lengua
• Spaces between the teeth	• Espacios entre los dientes

ORTHODONTIC TREATMENT PLANNING
PLANIFICACIÓN DEL TRATAMIENTO ORTODÓNTICO

(You/Your child) will need to have (braces/teeth straightened).
(Usted/Su niño(a)) necesitará tener (frenillos/los dientes enderezados).

Adults can wear braces too.
Los adultos también pueden usar frenillos.

(You/Your child) will need to wear the braces for _____months.
(Usted/Su niño(a)) necesitará usar frenillos por_____meses.

(You/Your child) will need to wear headgear for _____ (weeks/months/hours per day).
(Usted/Su niño(a)) necesitará usar un aparato para la cabeza por _____(semanas/meses/horas al día).

(You need/Your child needs) to have a (space maintainer/palatal expander/retainer).
(Usted/Su niño(a)) necesita un (mantenedor de espacio/expansor palatino/retenedor).

(You need/Your child needs) to wear a mouthguard to protect (your/his/her) teeth while playing sports.
(Usted/Su niño(a)) necesita usar un protector bucal para protegerse los dientes mientras practica deportes.

While (you are/your child is) in orthodontic treatment, thorough plaque removal is critical.
Mientras (usted/su niño(a)) está bajo tratamiento ortodóntico, es esencial remover la placa por completo.

Avoiding certain (sticky/hard) foods is important while wearing braces.
El evitar alimentos (pegajosos/duros) es importante mientras usa frenillos.

ORTHODONTIC TREATMENT
TRATAMIENTO ORTODÓNTICO

This is a picture of the braces that we will be putting on (your/your child's) teeth.
Ésta es una ilustración de los frenillos que le colocaremos a (usted/ su niño(a)).

Let me show you how we will attach the (brackets/bands) to (your/your child's) teeth. This will not hurt.
Déjeme mostrarle cómo uniremos (los brackets/las bandas) a (sus dientes/los dientes de su niño(a)). Esto no dolerá.

Your teeth will feel different and will be sensitive for 1 to 2 days after we adjust your appliances.
Sus dientes se sentirán diferentes y estarán sensibles por 1 a 2 días después de que ajustemos los aparatos.

You need to be careful with your appliances.
Usted necesita tener cuidado con sus aparatos.

If a (bracket/band) comes loose, or if a wire gets bent, let us know right away.
Si (un bracket/una banda) se afloja, o si un alambre se tuerce, háganos saber inmediatamente.

Let me show you how to attach an elastic band.
Permítame enseñarle cómo unir una banda elástica.

To prevent tooth decay you must brush your teeth ____ times every day as long as you have braces.
Para prevenir la descomposición, debe cepillarse los dientes ____ veces todos los días mientras tenga frenillos.

Here is how you clean around the braces.
Así es cómo se limpia alrededor de los frenillos.

You need to rinse with this special mouthwash ____ times every day.
Usted necesita enjuagarse con este enjuague especial ____ veces al día.

ORAL SELF-CARE FOR ORTHODONTIC PATIENTS
CUIDADO ORAL PROPIO PARA PACIENTES ORTODÓNTICOS

This is the most important time in your life for putting extra effort into the care of your teeth.
Éste es el momento más importante en su vida para poner esfuerzo adicional en el cuidado de sus dientes.

At this point in your child's life, it is very important that he/she take care to remove all of the plaque in his/her mouth.
En este punto en la vida de su niño(a), es muy importante que él/ella se concentre en remover toda la placa de su boca.

This is a good time to look at your child's teeth every day. If the teeth don't look clean, send your child back to the bathroom to brush again—until they do look clean.
Éste es un buen momento para que examine los dientes de su niño(a) todos los días. Si los dientes no se ven limpios, envíe a su niño(a) al baño nuevamente para que se los cepille de nuevo, hasta que se vean limpios.

This is a time when a child has many interests—and personal hygiene is not always one of them.
Éste es un momento en que un(a) niño(a) tiene muchos intereses, y la higiene personal no es siempre uno de ellos.

Without extra care, serious problems can occur. It is not an easy task to keep teeth clean when braces are in place.
Sin el cuidado adicional, pueden ocurrir problemas serios. No es fácil mantener limpios los dientes cuando hay frenillos.

The (brackets/appliances) attached to the teeth trap food that will harm (your/your child's) teeth. This trapped food will become plaque, which will dissolve, decay, and rot your teeth. Plaque is a cause of mouth odor.
Los (brackets/aparatos) unidos a los dientes atrapan comida, la que lastimará (sus dientes/los dientes de su niño(a)). Esta comida atrapada se convertirá en placa, que disolverá, descompondrá, y pudrirá sus dientes. La placa es la causa del mal aliento.

If you do not care for (your/your child's), teeth it can be expensive to fix them.

Si usted no cuida (sus dientes/los dientes de su niño(a)), puede ser muy caro arreglarlos.

The sugars in food are especially harmful at this time. Avoid sugary liquids, such as soda, and even juice and milk—unless you brush or rinse right after.

Los azúcares en la comida son especialmente dañinos en este momento. Evite los líquidos con azúcar, tales como la soda e incluso el jugo y la leche; a menos que usted se cepille o se enjuague inmediatamente después de tomarlos.

Avoid sticky candy and gum of all types.

Evite los dulces pegajosos y el chicle (goma de mascar) de todo tipo.

Avoid other hard or crunchy foods, such as popcorn, heavy chips, or nuts.

Evite otras comidas duras o crujientes, tales como las rosetas de maíz, papitas (hojuelas de patatas fritas), o nueces.

Never go to bed without cleaning your teeth well. Bedtime is the most important time for removing all plaque.

Nunca se acueste sin limpiarse bien los dientes. La hora de acostarse es la hora más importante para remover toda la placa.

We would like you to use this special brush to reach all parts of the tooth. We would like you to use this brush like so.

Nos gustaría que use este cepillo especial para alcanzar todas las partes del diente. Nos gustaría que usara el cepillo de esta manera.

We would like you to try to floss around all of your teeth. We have a floss threader that you will use to get through the wires.

Nos gustaría que trate de usar el hilo dental alrededor de todos sus dientes. Tenemos un enhebrador de hilo dental que usted usará para pasar a través de los alambres.

We may recommend that you use a fluoride rinse. The rinse we would like you to use is _____. You can purchase this in many types of stores without a prescription.
Es posible que le recomendemos que use un enjuague de fluoruro. El enjuague que quisiéramos que use es _____. Usted puede comprarlo en muchos tipos de tienda sin receta.

We may recommend that you use a special, high-concentration fluoride toothpaste. This toothpaste is called _____, and it is available with a prescription. We will make this (toothpaste/fluoride rinse) available to you at a cost of _____ dollars.
Es posible que le recomendemos que use una pasta de dientes especial con una alta concentración de fluoruro. Esta pasta de dientes se llama _____, y está disponible con receta. Le podremos dar (esta pasta de dientes/este enjuague de fluoruro) a un costo de _____ dólares.

After you use these fluoride products, do not eat or rinse or drink for at least 30 minutes. A good time for the extra fluoride is immediately before you go to bed.
Después de usar estos productos de fluoruro, no coma, se enjuague, o beba durante al menos 30 minutos. Una buena hora para el fluoruro es inmediatamente antes de acostarse.

With braces it is somewhat harder to brush, but you will need to do it.
Con frenillos es un poco más difícil cepillarse, pero debe hacerlo.

Braces are hard to brush, but not brushing around braces can lead to (caries/tooth decay) or (gum disease/periodontal disease).
Los frenillos son difíciles de cepillar, pero el no cepillar alrededor de los frenillos puede causar (caries/descomposición dental) o (enfermedad de las encías/enfermedad periodontal).

Brush your retainer twice daily to remove the plaque that forms on it.
Cepille su retenedor dos veces al día para remover la placa que se forma en él.

Capítulo 17
Patología Oral/Medicina Oral

MEDICAL-DENTAL CONNECTION AND CANCER TREATMENT
CONEXIÓN MÉDICO-DENTAL Y EL TRATAMIENTO PARA EL CÁNCER

We will work with your (medical doctor/cancer specialist).
Trabajaremos con su (doctor(a)/especialista en cáncer).

One's mouth should be healthy before one starts cancer treatment.
Su boca debe estar saludable antes de comenzar un tratamiento para el cáncer.

The dentist will need to extract that tooth before cancer treatment starts.
El/La dentista necesitará extraer ese diente antes de comenzar con el tratamiento para el cáncer.

Your teeth will need to be cleaned prior to cancer treatment.
Antes de comenzar el tratamiento para el cáncer debemos limpiarle los dientes.

Cancer treatment can lead to increased _____. (See Box 17-1)
El tratamiento para el cáncer puede resultar en un aumento de _____. (Vea el Cuadro 17-1)

Since you had cancer treatment, have you been having any problems with your mouth?
Desde de que tuvo el tratamiento para el cáncer, ¿ha tenido algún problema en la boca?

Box 17-1 Possible side effects of cancer treatment	Cuadro 17-1 Los efectos secundarios posibles del tratamiento para el cáncer
• Bone infection • Caries/cavities • Dry mouth • Mouth sores (mucositis) • Tooth decay	• Infección del hueso • Caries/cavidades • Boca reseca • Llagas en la boca (mucositis) • Descomposición de los dientes

MEDICAL-DENTAL CONNECTION AND XEROSTOMIA (DRY MOUTH)
CONEXIÓN MÉDICO-DENTAL Y LA XEROSTOMÍA (BOCA RESECA)

Medicine can cause dry mouth.
El medicamento puede causar boca reseca.

Menopause can be a cause of dry mouth.
La menopausia puede ser una causa de la boca reseca.

Mouth breathing can cause dry mouth.
El respirar por la boca puede causar boca reseca.

Dry mouth can lead to increased _____. (See Box 17-2)
La boca reseca puede resultar en un aumento de _____.
   (Vea el Cuadro17-2)

Taking frequent sips of water during the day can alleviate the symptoms of dry mouth.
El beber pequeños tragos de agua frecuentemente durante el día puede aliviar los síntomas de la boca reseca.

Drinking more water can help your dry mouth.
El beber más agua puede ayudar con la boca reseca.

Box 17-2 **Possible results of a dry mouth problem**	**Cuadro 17-2** **Resultados posibles del problema de boca reseca**
• Caries/cavities • Tooth decay • Gum/periodontal disease	• Caries/cavidades • Descomposición de los dientes • Enfermedad de las encías/periodontal

Mouthwashes with alcohol can cause soreness if your mouth is already dry.
Los enjuagues con alcohol pueden causar dolor si su boca ya está reseca.

Do not suck on (sugared/sour) candy for your dry mouth.
No chupe dulces (azucarados/amargos) para la boca reseca.

Many products are available for the relief of dry mouth.
Hay muchos productos disponibles para aliviar la boca reseca.

Our (office/clinic) recommends these products for dry mouth.
Nuestra (oficina/clínica) recomienda estos productos para la boca reseca.

Here's a sample kit for your dry mouth.
Aquí tiene un grupo de muestras para la boca reseca.

MEDICAL-DENTAL CONNECTION AND DIABETES
CONEXIÓN MÉDICO-DENTAL Y LA DIABETES

Diabetes delays normal healing after infection.
La diabetes retrasa la cicatrización normal después de una infección.

Diabetes can cause dry mouth.
La diabetes puede causar boca reseca.

Diabetes increases the risk of gum disease.
La diabetes aumenta el riesgo de enfermedad de las encías.

Regulating your blood sugar can reduce your risk of (gum/periodontal) disease.
El regular el azúcar en la sangre puede reducir su riesgo de enfermedad (de las encías/periodontal).

Controlling gum disease in your mouth can help you control your diabetes.
El controlar la enfermedad de las encías en su boca puede ayudarle a controlar su diabetes.

Taking your diabetes medicine can keep your gums healthy.
El tomar sus medicamentos para la diabetes puede mantener sus encías saludables.

MEDICAL-DENTAL CONNECTION AND SYSTEMIC DISEASE
CONEXIÓN MÉDICO-DENTAL Y LA ENFERMEDAD SISTÉMICA

(Gum/periodontal) disease increases the risk of (heart disease/stroke).
La enfermedad (de las encías/periodontal) aumenta el riesgo de (enfermedad del corazón/apoplejía).

Medicine for the heart can cause increased bleeding during dental treatment.
La medicina para el corazón puede causar un aumento en el sangrado durante el tratamiento dental.

Medicine for the heart can cause gum growth.
La medicina para el corazón puede causar que las encías crezcan.

Stomach problems can cause excess acid in your mouth.
Los problemas estomacales pueden causar exceso de ácido en la boca.

Excess stomach acid in your mouth can cause (tooth decay/throat cancer).
El exceso de ácido del estómago puede causar (descomposición de los dientes/cáncer de la garganta).

You need to get your acid reflux under control in order to protect your oral and systemic health.
Usted necesita tener su reflujo de ácido bajo control para proteger su salud oral y sistémica.

BACTERIAL ENDOCARDITIS
ENDOCARDITIS BACTERIANA

There are health conditions that can lead to a sluggish valve in your heart. If bacteria are introduced into your bloodstream, there is a chance that these bacteria will lodge in that sluggish valve and cause an inflammation of the lining of your heart. For that reason, if you have been diagnosed with any of the following conditions you will need to be premedicated before some or all types of dental treatment.
Hay condiciones de salud que pueden causar que una válvula en su corazón trabaje más lentamente. Si se introducen bacterias en el torrente sanguíneo, existe la posibilidad de que estas bacterias se alojen en la válvula lenta y causen una inflamación en el revestimiento interno del corazón. Por esto, si le ha diagnosticado cualquiera de las siguientes condiciones, usted necesitará tomar una premedicación antes de algunos o todos los tipos de tratamiento dental.

You have a condition in your heart that can lead to serious illness unless you take this (antibiotic/medication) before we treat you. Not taking these pills can cause serious illness, hospitalization, or even death.
Usted tiene una condición en su corazón que puede causar una enfermedad seria si no toma este (antibiótico/medicamento) antes de que le tratemos. El no tomar estas pastillas puede causar una enfermedad seria, hospitalización o hasta la muerte.

We can give you a brochure explaining the importance of this medication.
Le podemos dar un folleto que explica la importancia de este medicamento.

In order to prevent a condition called bacterial endocarditis, we follow the guidelines for premedication established by The American Heart Association.

Para prevenir la condición llamada endocarditis bacteriana, seguimos las guías para la premedicación establecidas por La Asociación Americana del Corazón.

The condition that you have requiring this premedication is _____. (See Box 17-3)

La condición que usted tiene que requiere de esta premedicación es _____. (Vea el Cuadro 17-3)

Box 17-3 **Conditions requiring premedication before some or all dental treatment**	**Cuadro 17-3** **Condiciones que requieren premedicación antes de algún o todo tratamiento dental**
• Mitral valve prolapse	• El prolapso de la válvula mitral
• A replacement heart valve	• El reemplazo de una válvula del corazón
• Replacement joint, hip, or knee	• El reemplazo de una articulación, cadera, o rodilla
• Rheumatic heart disease	• La enfermedad reumática del corazón
• A history of subacute bacterial endocarditis	• El historial de endocarditis bacteriana subagudo
• Intravascular access device (for chemotherapy, hemodialysis, or hyperalimentation)	• El aditamento de acceso intravascular (por la quimoterapia, hemodiálisis, hiperalimentación)
• Cerebrospinal fluid shunt	• El desvío del fluido cerebroespinal
• Hypertrophic cardiomyopathy	• La cardiomiopatía hipertrófica
• Complex cyanotic congenital heart disease	• La enfermedad del corazón congénita cianótica compleja

An item on your medical history indicates that we need more information about your _____.

Una entrada en su historial médico indica que necesitamos más información sobre su _____.

We will need to call your physician to discuss premedication for the following condition: _____.

Necesitaremos llamar a su médico(a) para discutir la premedicación para la siguiente condición: _____.

We will keep the prescription information in your record so that we can help you by giving you a refill prescription.

Mantendremos la información de la receta en su historial de modo que le podamos ayudar y darle una receta de relleno.

We will call in this prescription to your pharmacy.

Llamaremos a la farmacia para obtener esta receta.

Do you have the phone number of your (pharmacy/ physician)?

¿Tiene el número de teléfono de su (farmacia/médico(a))?

Do you know the name and location of your (pharmacy/ physician)?

¿Conoce el nombre y ubicación de su (farmacia/médico(a))?

We will ask you to premedicate with this antibiotic called _____.

Le pediremos que tome esta premedicación del antibiótico llamado _____.

You must take it _____ hours before treatment. Take _____ pills.

Usted lo debe tomar _____ horas antes del tratamiento. Tome _____ pastillas.

We will not be able to treat you today without the premedication.

No le podremos tratar hoy sin la premedicación.

We are happy to answer any questions that you might have.

Con gusto contestaremos cualquier pregunta que tenga.

MEDICAL-DENTAL CONNECTION AND WOMEN'S ORAL HEALTH
CONEXIÓN MÉDICO-DENTAL Y LA SALUD ORAL DE LAS MUJERES

_____ can affect the gums. (See Box 17-4)
_____ puede(n) afectar las encías. (Vea el Cuadro 17-4)

Calcium is important for jaw health.
El calcio es importante para la salud de la mandíbula.

Changes in a woman's hormones can cause an overreaction to plaque.
Los cambios en las hormonas de la mujer pueden causar una reacción excesiva a la placa.

Box 17-4 Female health concerns that can affect the gums	**Cuadro 17-4 Asuntos de la salud femenina que pueden afectar las encías**
• Birth control pills	• Las pastillas anticonceptivas
• Estrogen	• El estrógeno
• Hormone replacement	• El reemplazo hormonal
• Hormone replacement therapy	• La terapia para el reemplazo hormonal
• Hormones	• Las hormonas
• Menopause	• La menopausia
• Menses	• La menstruación
• Periods	• Los períodos
• Pregnancy	• El embarazo
• Progesterone	• La progesterona
• Puberty	• La pubertad
• Steroids	• Los esteroides

Changes in a woman's hormones can cause the gums to be red, to be sore, or to bleed.

Los cambios en las hormonas de la mujer pueden causar que las encías se pongan rojas y adoloridas, o que sangren.

(Gum/Periodontal) disease can lead to (low-birth-weight/premature) babies.

La enfermedad (de las encías/periodontal) puede causar que los bebés nazcan (con un peso natal bajo/prematuros).

Teeth are lost due not to pregnancy but to other factors.

Los dientes no se pierden a causa del embarazo, sino a causa de otros factores.

Your health during pregnancy can affect your baby's teeth.

Su salud durante el embarazo puede afectar los dientes de su bebé.

Due to your pregnancy, we need to check with your medical doctor.

Debido a su embarazo, necesitamos hablar con su doctor(a).

Due to the medicine, you need to wait _____ hours before nursing.

Debido a la medicina, usted debe esperar _____ horas antes de dar pecho.

We recommend that you pump your breast milk and dispose of it for up to _____ hours after taking the medicine.

Le recomendamos que bombee su leche materna y la tire hasta por _____ horas después de tomar la medicina.

Capítulo 18
Radiología Oral

Many diseases of the teeth can't be seen when your dentist (looks at/examines) your mouth.
Muchas enfermedades de los dientes no pueden verse cuando su dentista (observa/examina) su boca.

Radiographs can detect damage not visible during a regular exam.
Las radiografías pueden detectar el daño no visible durante un examen regular.

Radiographs also help us record your dental health.
Las radiografías también pueden ayudarnos a registrar su salud dental.

When did you last have radiographs taken?
¿Cuándo fue la última vez que le tomaron radiografías?

What types of radiographs were taken? What part was included?
¿Qué tipos de radiografías le tomaron? ¿Qué parte fue incluida?

Can you have your radiographs sent to us?
¿Puede hacer que nos envíen sus radiografías?

We will need your permission to have radiographs (sent/ taken).
Necesitaremos su permiso para que las radiografías sean (enviadas/ tomadas).

We need to take a complete series of radiographs (about ___ films).
Necesitamos tomar una serie completa de radiografías (alrededor de _____ películas).

A complete series of radiographs shows the teeth and jawbone.
Una serie completa de radiografías muestra los dientes y el hueso de la mandíbula.

We need to take bitewings (about ___ films).
Necesitamos tomar radiografías interproximales (alrededor de ____
  películas).

Bitewings can show tooth decay between the teeth.
Las radiografías interproximales pueden mostrar la descomposición
  dental entre los dientes.

We need to take radiographs of the root of the tooth.
Necesitamos tomar radiografías de la raíz del diente.

We need to take a (pan/panoramic) radiograph.
Necesitamos tomar una radiografía panorámica.

**The panoramic radiograph shows (jawbones/third molars/
  wisdom teeth).**
La radiografía panorámica muestra (los huesos de la mandíbula/los
  terceros molares/las muelas cordales).

**The panoramic radiograph does not provide a detailed view
  of your teeth and jaws.**
La radiografía panorámica no proporciona una vista detallada de sus
  dientes y su mandíbula.

**The dentist can't treat you properly if you refuse to take the
  radiograph.**
El/La dentista no puede tratarle apropiadamente si usted se niega a
  tomarse las radiografías.

**After the appropriate radiographs I can develop a
  treatment plan.**
Después de tener las radiografías apropiadas, yo podré desarrollar
  un plan de tratamiento.

RADIOGRAPHIC PROCEDURES
PROCEDIMIENTOS RADIOGRÁFICOS

Please remove your _____. (See Box 18-1)
Por favor quítese su(s) _____. (Vea el Cuadro 18-1)

I will place the lead apron on you as a protection.
Le colocaré el delantal de plomo como protección.

Box 18-1 Common items that patients must remove during radiographic procedures	Cuadro 18-1 Artículos comunes que los pacientes deben quitarse durante los procedimientos radiográficos
• Appliance • Cap/hat • Denture • Earring • Glasses • Lipstick • Necklace • Retainer	• Aparato • Gorro/gorra • Dentadura • Arete/pendiente • Gafas • Lápiz de labios • Collar • Retenedor

No one except the patient can be in the room during the x-ray examination.

Nadie excepto el paciente puede estar en el cuarto durante el examen radiográfico.

For my protection, I will be leaving the room during the x-ray examination.

Para mi protección, saldré del cuarto durante el examen radiográfico.

Do you gag?

¿Tiene náuseas?

We will use (nitrous oxide/topical spray) to help keep you from gagging.

Usaremos (óxido nitroso/rocío tópico) para prevenirle las náuseas.

I need to place the x-ray film here.

Necesito colocar la película de radiografía aquí.

It may be uncomfortable, but it will be only for a short time.

Puede ser incómodo, pero será sólo por un momento.

Bite down slowly on this film (guide/holder/packet) and hold your bite.
Muerda lentamente (esta guía/esta agarradera/este paquete) de película y aguante su mordida.

Put your chin here and hold it.
Coloque la barbilla aquí y aguántela.

(Lower/Raise) your chin.
(Suba/Baje) la barbilla.

Hold still for the radiographs.
Manténgase quieto(a) para las radiografías.

Movement can make the radiographs useless.
Los movimientos podrían inutilizar las radiografías.

Breathe through your nose while we take the radiographs.
Respire por la nariz mientras le tomamos las radiografías.

The machine will rotate around you while it takes the radiographs.
La máquina rotará alrededor de usted mientras toma las radiografías.

The machine will rotate for ___ seconds.
La máquina rotará por ____ segundos.

Place your tongue on the roof of your mouth while the machine rotates around you.
Coloque la lengua en el cielo de su boca mientras la máquina rota alrededor de usted.

The machine will not touch you while taking radiographs.
La máquina no le tocará mientras está tomando las radiografías.

You will not feel the x-ray as I take the radiograph.
Usted no sentirá los rayos X mientras tomo la radiografía.

Are you comfortable with the film packet?
¿Está cómodo(a) con el paquete de película?

Let me know if you are not comfortable while I am taking the radiograph.
Hágame saber si no está cómodo(a) mientras tomo la radiografía.

I will be gentle when taking the radiograph.
Seré cuidadoso(a) mientras tomo la radiografía.

We had a (developing/positioning) error and need to retake the radiograph.
Tuvimos un error de (revelado/posición) y necesitamos volver a tomar la radiografía.

We will be taking periodic radiographs of you every ____ (years/months).
Le tomaremos radiografías periódicamente cada ____ (años/meses).

Due to your high risk for (caries/periodontal disease), we will need to take radiographs more often.
Debido a su alto riesgo de (caries/enfermedad periodontal), necesitaremos tomarle radiografías más a menudo.

We will mount your radiograph.
Montaremos su radiografía.

We use digital radiographs, which are the latest technology.
Usaremos radiografías digitales, que son la última tecnología.

You will receive less radiation with digital radiographs.
Recibirá menos radiación con las radiografías digitales.

Our computer will store your digital radiographs.
Nuestra computadora almacenará sus radiografías digitales.

Let's look at your radiographs.
Veamos sus radiografías.

When taking radiographs, we take every precaution for your safety.
Cuando tomamos radiografías, tomamos todas las precauciones para su seguridad.

We use film of the highest speed and most appropriate size in order to reduce the number of radiographs needed.
Usamos la película de más alta velocidad y del tamaño más apropiado para reducir el número de radiografías necesarias.

**We follow the manufacturer's recommendations for taking
and processing the radiographs.**
Nosotros seguimos las recomendaciones del fabricante para tomar y
procesar las radiografías.

DISCUSSION OF RADIOGRAPHIC FINDINGS
DISCUSIÓN DE LOS RESULTADOS
RADIOGRÁFICOS

A radiograph may show _____. (See Box 18-2)
Una radiografía puede mostrar _____. (Vea el Cuadro 18-2)

Look at this/these _____ on the radiograph. (See Box 18-2)
Observe este/esta/estos _____ en la radiografía. (Vea el Cuadro 18-2)

Box 18-2 Common radiographic findings	Cuadro 18-2 Hallazgos radiográficos comunes

• Abscess
• Horizontal bone loss
• Vertical bone loss
• Bone density
• Cyst
• Dark area (radiolucency)
  (radiolucent)
 	
• Developmental problem
• Extra teeth (supernumerary)
• Filling (restoration)
• Gum disease (periodontal
  disease)
• Infection in the bone
	• Absceso
	• Pérdida de hueso horizontal
	• Pérdida de hueso vertical
	• Densidad de hueso
	• Quiste
	• Área oscura
	  (radiotransparencia)
	  (radiotransparente)
	• Problemas de desarrollo
	• Dientes adicionales
	• Empastadura (restauración)
	• Enfermedad de las encías
	  (enfermedad periodontal)
	• Infección del hueso

(Continued)

Box 18-2 Common radiographic findings—cont'd	Cuadro 18-2 Hallazgos radiográficos comunes—continuación
• Implant • Impacted tooth • Tooth decay around filling (caries around filling) • Tooth decay between the teeth (caries between the teeth) • Tumor (cancer) • Unerupted tooth • Widening of the periodontal ligament • White area (radiopacity) (radiopaque) • Wisdom teeth (third molars)	• Implante • Diente impactado • Descomposición dental alrededor de las empastaduras (caries alrededor de las empastaduras) • Descomposición dental entre los dientes (caries entre los dientes) • Tumor (cáncer) • Diente retenido • Ensanchamiento del ligamento periodontal • Área blanca (radioopacidad) (radioopaco) • Muelas cordales (terceros molares)

Chapter 19
Consultation and Referral

Capítulo 19
Consulta e Interconsulta

We will need to consult a(n) _____ before we proceed with dental treatment. (See Box 19-1)

Necesitaremos consultar con un(a) _____ antes de proceder con el tratamiento dental. (Vea el Cuadro 19-1)

Due to your health, we will need to refer you to a(n) _____, who will be better able to treat you. (See Box 19-1)

Debido a su salud, necesitaremos enviarle a un(a) _____, quien será más capacitado(a) para tratarle. (Vea el Cuadro 19-1)

Have you ever been asked to visit a(n) _____? (See Box 19-1)

¿Alguna vez le han pedido que visite a un(a) _____? (Vea el Cuadro 19-1)

Have you ever visited a(n) _____? (See Box 19-1)

¿Alguna vez ha visitado a un(a) _____? (Vea el Cuadro 19-1)

Box 19-1 Types of specialists	Cuadro 19-1 Tipos de especialistas
• Brace specialist (orthodontist)	• Especialista en frenillos (ortodoncista)
• Dental specialist	• Especialista dental
• Dentist of record	• Dentista de historial
• Denture specialist (prosthodontist)	• Especialista en dentaduras (prostodontista)
• Dermatologist	• Dermatólogo(a)
• Gum specialist (periodontist)	• Especialista en encías (periodontista)
• Medical doctor	• Doctor(a)/médico(a)
• Oral surgeon	• Cirujano(a) oral
• Root canal specialist (endodontist)	• Especialista en canal radicular (endodontista)

Does your _____ know about this? (See Box 19-1)
¿Su _____ sabe acerca de esto? (Vea el Cuadro 19-1)

We will need to refer you to a(n) _____. (See Box 19-1)
Necesitaremos enviarle a un(a) _____. (Vea el Cuadro 19-1)

**You need to sign this permission form so we can obtain
information from the _____. (See Box 19-1)**
Usted necesita firmar este formulario de permiso para que podamos
obtener información del/de la _____. (Vea el Cuadro 19-1)

**You need to see your medical doctor about your high blood
pressure _____ (now/in _____ days/in _____ weeks).**
Necesita ver a su doctor(a) por su alta presión arterial _____
(ahora/en _____ días/en _____ semanas).

PART III
Medical Terminology

PARTE III
Terminología Médica

TAKING A PATIENT HISTORY
REGISTRANDO EL HISTORIAL DEL PACIENTE

Dental History
Historial Dental

Before we can treat you we need to have some information about your dental health. I will ask you a few questions that are on this questionnaire, and I can then complete the form for you.

Antes de que podamos tratarle, necesitamos tener cierta información sobre su salud dental. Le haré algunas preguntas de este cuestionario, y luego completaré el formulario por usted.

Are you in any discomfort at this time? If yes, where is the discomfort?

¿Tiene algún malestar en este momento? Si es así, ¿dónde es el malestar?

What type of discomfort is it? Is it a sharp pain?

¿Qué tipo de malestar es? ¿Es un dolor agudo?

Is this tooth sensitive to heat? Cold? When you bite?

¿Es este diente sensible al calor? ¿Al frío? ¿A cuando muerde?

Has there been any swelling in this area? Is it bleeding?

¿Ha habido alguna inflamación en esta área? ¿Le sangra?

How long has it been bothering you? What relieves the discomfort?

¿Hace cuánto tiempo le molesta? ¿Qué alivia el malestar?

How long since you have been to a dentist?

¿Hace cuánto tiempo que no visitaba un(a) dentista?

What was done at that time?

¿Qué le hicieron en ese momento?

Did you have radiographs taken?
¿Le tomaron radiografías?

How often did you visit a dentist before then?
¿Con qué frecuencia visitó a un dentista antes de ese entonces?

Have you lost any teeth? Why?
¿Ha perdido algún diente? ¿Por qué?

Have the teeth that you lost ever been replaced? With a removable partial denture? Bridge? Full denture?
¿Han sido reemplazados esos dientes que perdió? ¿Con una dentadura parcial removible? ¿Puente? ¿Dentadura (postiza) completa?

Are your teeth sensitive to _____? (See Box 20-1)
¿Son sus dientes sensibles al/a lo/a los _____? (Vea el Cuadro 20-1)

Have you had your teeth straightened? When?
¿Le han enderezado los dientes? ¿Cuándo?

How often do you brush your teeth?
¿Con qué frecuencia se cepilla los dientes?

How do you brush your teeth?
¿Cómo se cepilla los dientes?

Box 20-1 **Things that teeth can be sensitive to**	**Cuadro 20-1** **Cosas a las que los dientes pueden ser sensibles**
• Air	• Aire
• Biting	• Morder
• Cold	• Frío
• Drinking	• Beber
• Heat	• Calor
• Sour things	• Amargo
• Sweets	• Dulces

How long do you use your toothbrush before replacing it?
¿Por cuánto tiempo usa su cepillo de dientes antes de reemplazarlo?

Do you use a between-the-teeth stimulator?
¿Usa un estimulador interdental?

Do you use dental floss?
¿Usa hilo dental?

Do you have bleeding gums? When?
¿Le sangran las encías? ¿Cuándo?

Do you eat between meals?
¿Come entre comidas?

Do you brush your teeth after eating snacks?
¿Se cepilla los dientes después de haber comido bocadillos?

Does food wedge between your teeth? Where?
¿Se acumula comida entre sus dientes? ¿Dónde?

Do you grind or clench your teeth? When?
¿Rechina o aprieta los dientes? ¿Cuándo?

Have you ever had gum treatments?
¿Ha tenido en algún momento tratamiento para las encías?

Do you feel you have had bad breath at times?
¿Se ha sentido con mal aliento ocasionalmente?

Do you sometimes have an unpleasant taste in your mouth?
¿Tiene a veces un sabor desagradable en la boca?

Do you have any pain around your ears? Do you hear popping, clicking, or snapping noises when you chew?
¿Tiene algún dolor alrededor de las orejas? ¿Escucha sonidos como estallidos, chasquidos, o crujidos al masticar?

Are you aware of any swelling or lumps in your mouth?
¿Sabe de alguna hinchazón o absceso en su boca?

Do you have or have you ever had any of the following habits? (See Box 20-2)
¿Tiene o ha tenido alguno de los siguientes hábitos? (Vea el Cuadro 20-2)

Box 20-2 Oral habits	Cuadro 20-2 Hábitos orales
• Biting fingernails	• Morderse las uñas
• Biting hairpins	• Morder horquillas para pelo
• Biting lips	• Morderse los labios
• Biting thread	• Morder hilo
• Cheek or tongue chewing	• Masticarse las mejillas o la lengua
• Chewing on pencils/pens	• Masticar lápices/bolígrafos
• Chewing on seeds/nuts/ice	• Masticar semillas/nueces/hielo
• Drinking tea/coffee	• Tomar té/café
• Excessive gum chewing	• Masticar goma de mascar en exceso
• Excessive mouth breathing	• Respirar por la boca en exceso
• Fingersucking	• Chuparse los dedos
• Grinding/clenching	• Rechinar/apretar
• Mint/hard candy use	• Uso de mentas/pastillas duras
• Opening containers/plastic bags with teeth	• Abrir envases/bolsas plásticas con los dientes
• Thumbsucking	• Chuparse el dedo gordo
• Tobacco use	• Uso de tabaco

TREATMENT GOALS
OBJETIVOS DEL TRATAMIENTO

How do you feel about your teeth?
¿Cómo se siente sobre sus dientes?

Do you like the way your teeth look?
¿Le gusta como se ven sus dientes?

Do you want to keep the natural teeth you have?
¿Quiere mantener los dientes naturales que tiene?

Do you want to avoid dental discomfort you may have experienced in the past?
¿Quiere evitar la incomodidad dental que puede haber experimentado en el pasado?

Do you want to avoid dentures?
¿Quiere evitar las dentaduras (postizas)?

Do you want to have pleasant breath?
¿Quiere tener un aliento agradable?

If you have children, do you want to learn how to help them keep their teeth for a lifetime without discomfort?
Si tiene niños, ¿quiere aprender cómo ayudarles a mantener sus dientes de por vida sin incomodidades?

MEDICAL HISTORY
HISTORIAL MÉDICO

We need to have some information about your general health. I am going to help you fill out this form, and I need to ask you some questions.
Necesitamos tener cierta información sobre su salud general. Yo le voy a ayudar a llenar este formulario, y necesito hacerle algunas preguntas.

What was the date of your last physical examination?
¿Cuál fue la fecha de su último examen físico?

Who is your (physician/medical doctor)?
¿Quién es su (médico(a)/doctor(a))?

What is your birth date? Age?
¿Cuál es su fecha de nacimiento? ¿Edad?

Do you have or have you had any of the following?
¿Usted tiene o ha tenido alguno de los siguientes?

Any heart problems? If yes, when? What type of problems? Heart murmur? Pacemaker?
¿Cualquier problema cardíaco? Si es así, ¿cuándo? ¿Qué tipo de problema? ¿Soplo cardíaco? ¿Marcapasos?

Have you ever had rheumatic fever?
¿Ha tenido alguna vez fiebre reumática?

Do you have any prosthetic devices?
¿Tiene algún aparato prostético?

Have you ever been advised to take a premedication prior to dental treatment?
¿Le han aconsejado alguna vez que tome premedicación antes del tratamiento dental?

Have you ever had Hepatitis B? Hepatitis C?
¿Ha tenido alguna vez Hepatitis B? ¿Hepatitis C?

Do you have high blood pressure? If yes, are you on any medication? If yes, what are you taking, when, and how often?
¿Tiene la presión arterial alta? Si es así, ¿toma medicamentos? Si es así, ¿qué está tomando, cuándo, y con qué frecuencia?

Do you have low blood pressure? If yes, are you being treated by a doctor? If yes, are you on any medication? If yes, what medication? How much and how often do you take it?
¿Tiene la presión arterial baja? Si es así, ¿lo está tratando un(a) doctor(a)? Si es así, ¿toma medicamentos? Si es así, ¿qué medicamento? ¿Cuánto y con qué frecuencia?

Do you have any circulatory problems? If yes, what type of problem are you having?
¿Tiene algún problema circulatorio? Si es así, ¿qué tipo de problema tiene?

Do you have any nervous problems? If yes, what type of problem are you having?
¿Tiene algún problema nervioso? Si es así, ¿qué tipo de problema tiene?

Have you ever had radiation treatment? If yes, when was the treatment? For what was the radiation treatment done?
¿Ha tenido tratamiento de radiación? Si es así, ¿cuándo fue el tratamiento? ¿Para qué le hicieron el tratamiento de radiación?

Have you ever experienced excessive bleeding? If yes, when and where?

¿Ha experimentado alguna vez sangrado excesivo? Si es así, ¿cuándo y dónde?

Have you been diagnosed with AIDS? When were you diagnosed? Are you under any treatment?

¿Ha sido diagnosticado(a) con SIDA? ¿Cuándo fue diagnosticado(a)? ¿Está bajo(a) algún tratamiento?

MEDICATIONS AND ALLERGIES
MEDICAMENTOS Y ALERGIAS

Are you currently taking any medication(s)? If yes, what is it?

¿Está tomando medicamento(s) actualmente? Si es así, ¿qué medicamento?

Do you have any allergies to anesthetic? If yes, what type of anesthetic?

¿Tiene alergia a algún anestésico? Si es así, ¿a qué tipo de anestésico?

Do you have any allergies to medicine or drugs? If yes, which ones?

¿Tiene alergia a algún medicamento o fármaco? Si es así, ¿a cuáles?

Do you have any other allergies? If yes, what are they?

¿Tiene otras alergias? Si es así, ¿cuáles son?

VITAL SIGNS
SIGNOS VITALES

I will be taking your _____ to record a baseline reading. (See Box 20-3)

Le tomaré _____ para registrar una lectura base. (Vea el Cuadro 20-3)

Box 20-3 **Types of health** **assessment readings**	**Cuadro 20-3** **Tipos de lecturas de** **evaluaciones de salud**
• Blood pressure • Pulse • Respiration • Temperature	• La presión arterial • El pulso • La respiración • La temperatura

Today's baseline reading for your _____ was not in the normal range; what do you think made this happen? (See Box 20-3)

La lectura base de hoy de _____ no estaba en el rango normal; ¿por qué cree que ocurrió esto? (Vea el Cuadro 20-3)

A baseline reading that is not in the normal range may indicate_____. (See Box 20-4)

Una lectura base que no está en el rango normal puede indicar ____. (Vea el Cuadro 20-4)

Box 20-4 **Types of problems that** **can be detected by** **an abnormal baseline** **reading**	**Cuadro 20-4** **Tipos de problemas que** **pueden ser detectados** **por una lectura base** **anormal**
• Health problems • A need for you to see your medical doctor • That you are not taking your medicine • An undiagnosed condition	• Problemas de salud • Necesidad de ver a su doctor(a)/médico(a) • Que no se está tomando sus medicamentos • Una condición no diagnosticada

Temperature
Temperatura

**We use a disposable sheath over the thermometer for your
protection.**
Utilizaremos una vaina desechable sobre el termómetro para su
protección.

**Open your mouth and I will place the thermometer under
your tongue.**
Abra la boca y colocaré el termómetro debajo de su lengua.

Hold the thermometer with your lips closed.
Aguante el termómetro con los labios cerrados.

Don't bite the thermometer.
No muerda el termómetro.

I will be leaving the thermometer in your mouth for 3 minutes.
Dejaré el termómetro en su boca por 3 minutos.

Open your mouth so I can remove the thermometer.
Abra la boca para que yo pueda sacar el termómetro.

I am going to place the thermometer in your ear.
Voy a colocar el termómetro en su oído.

Your temperature today is _____ degrees (C/F).
Su temperatura de hoy es _____ (C/F).

Your temperature is (high/raised/normal).
Su temperatura está (alta/elevada/normal).

A raised temperature can be a sign of infection.
Una temperatura elevada puede ser una señal de infección.

Pulse
Pulso

**To get a pulse, I need to hold your wrist with the palm
down.**
Para obtener un pulso, necesitaré sostener su muñeca con la palma
hacia abajo.

With my fingers I will be applying slight, temporary pressure to your wrist in order to take your pulse.
Le aplicaré una presión leve y temporal en la muñeca con los dedos para tomarle el pulso.

Your pulse today is ____ beats per minute.
Su pulso de hoy es ____ latidos por minuto.

Your pulse today feels_____. (See Box 20-5)
Su pulso de hoy se siente _____. (Vea el Cuadro 20-5)

Respiration
Respiración

Your respiration rate is ____ breaths per minute.
Su ritmo de respiración es ____ respiraciones por minuto.

Your respiration today was _____. Your respiration today shows_____. (See Boxes 20-5 and 20-6)
Su respiración hoy estaba _____. Su respiración hoy demuestra _____. (Vea los Cuadros 20-5 y 20-6)

Box 20-5 Descriptions of pulse and respiration readings	Cuadro 20-5 Descripciones de las lecturas de pulso y respiración
• Bounding	• Saltón
• Fast	• Rápido
• Faster	• Más rápido
• Irregular	• Irregular
• Regular	• Regular
• Normal	• Normal
• Slow	• Lento
• Slower	• Más lento
• Thready	• Filiforme
• Weak	• Débil

Box 20-6 **Terms used to describe breathing**	**Cuadro 20-6** **Términos usados para describir la respiración**
• Dyspnea • Tachypnea • Hyperventilation	• Disnea • Taquipnea • Hiperventilación

Blood Pressure
Presión Arterial

To take your blood pressure, I will need your (left/right) arm supported and the palm turned up.
Para tomarle la presión arterial, necesitaré que apoye el brazo (izquierdo/derecho) y que ponga la palma hacia arriba.

You need to expose your (left/right) arm fully before I can take your blood pressure.
Debe descubrirse el brazo (izquierdo/derecho) completamente antes de que pueda tomarle la presión arterial.

(Push up/roll up) your (left/right) shirt sleeve so I can take your blood pressure.
(Súbase/Enróllese) la manga (izquierda/derecha) para que pueda tomarle la presión arterial.

Take off your jacket so I can take your blood pressure.
Quítese la chaqueta para que pueda tomarle la presión arterial.

I will place this cuff over your arm in order to take your blood pressure.
Le colocaré esta abrazadera alrededor del brazo para tomarle la presión arterial.

I will pump up this cuff so I can take your blood pressure.
Bombearé esta abrazadera para tomarle la presión arterial.

You will feel slight, temporary pressure on your arm while I take your blood pressure.
Sentirá una presión leve y temporal en su brazo mientras le tomo la presión arterial.

I will put this meter over the inside of your elbow in order to take your blood pressure.
Le colocaré este metro sobre la parte interior del codo para tomarle la presión arterial.

Do you have higher blood pressure in a doctor's office?
¿Tiene la presión arterial más alta en la oficina del médico?

Do you get a "white coat" reading?
¿Usted obtiene una lectura de "bata blanca"?

We will need to use another cuff to get a more accurate reading.
Necesitaremos usar otra abrazadera para obtener una lectura más precisa.

I will place this blood pressure device over your wrist to take your reading automatically.
Le colocaré este aparato de presión arterial sobre la muñeca para obtener una lectura automáticamente.

Your blood pressure reading is ____ over ____.
Su lectura de presión arterial es _____ sobre _____.

The top figure is called the systolic, and it represents the heart at work.
La figura de arriba se llama sistólica, y representa al corazón trabajando.

The lower figure is called the diastolic, and it represents the heart at rest.
La figura de abajo se llama diastólica, y representa al corazón en descanso.

Your blood pressure today is _____.
Su presión arterial hoy es _____.

You have _____ blood pressure. (See Box 20-7)
Usted tiene una presión arterial _____. (Vea el Cuadro 20-7)

A high blood pressure reading may mean that you have hypertension.
Una lectura de presión arterial alta puede indicar que usted tiene hipertensión.

Box 20-7 Descriptions of blood pressure readings	Cuadro 20-7 Descripciones de las lecturas de presión arterial
• High • Higher • Increased • Low • Lower • Normal • Raised	• Alta • Más alta • Aumentada • Baja • Más baja • Normal • Elevada

As a precaution we will need to take your blood pressure (before/during/after) dental treatment.

Como precaución, necesitaremos tomarle la presión arterial (antes/durante/después) del tratamiento dental.

Rest and we will take your blood pressure again.

Descanse y le tomaremos la presión arterial nuevamente.

EXTRAORAL ASSESSMENT
EVALUACIÓN EXTRAORAL

I will be (examining/palpating) your _____ to get some information about your health. (See Box 20-8)

(Examinaré/Palparé) su _____ para obtener información sobre su salud. (Vea el Cuadro 20-8)

For your protection I will be wearing gloves while I (examine/palpate) your _____. (See Box 20-8)

Para su protección, usaré guantes mientras le (examino/palpo) su _____. (Vea el Cuadro 20-8)

With my fingers I will be putting slight, temporary pressure on your face and neck in order to examine you.

Le pondré una presión leve y temporal con los dedos sobre su cara y cuello para examinarle.

Box 20-8 **Extraoral structures**	**Cuadro 20-8** **Estructuras extraorales**
• Cheek	• Cachete/Mejilla
• Chin	• Barbilla
• Ear	• Oído
• Eye	• Ojo
• Face	• Cara
• Forehead	• Frente
• Jaw	• Mandíbula
• Joint (temporomandibular)	• Articulación (temporomandibular)
• Lip	• Labio
• Lymph node	• Nódulo linfático
• Mouth	• Boca
• Muscle	• Músculo
• Neck	• Cuello
• Nose	• Nariz
• Salivary gland	• Glándula salival
• Scalp	• Cuero cabelludo
• Sinus	• Seno
• Thyroid	• Tiroides
• Tongue	• Lengua

Remove your (hat/hearing aid/lipstick).
Quítese el (sombrero/audífono/lápiz de labio).

Loosen your tie.
Suéltese la corbata.

Sit upright.
Siéntese derecho(a).

Don't lean back.
No se recueste.

Face me.
Míreme.

Are you comfortable while I check your _____? (See Box 20-8)
¿Está cómodo(a) mientras le examino su _____? (Vea el Cuadro 20-8)

Let me know if you feel uncomfortable while I check your _____. (See Box 20-8)
Hágame saber si se siente incómodo(a) mientras le examino su _____. (Vea el Cuadro 20-8)

I will be gentle when (examining/palpating) your _____. (See Box 20-8)
Seré cuidadoso(a) cuando (examine/palpe) su _____. (Vea el Cuadro 20-8)

Do you feel any pain when I press here?
¿Siente algún dolor cuando presiono aquí?

Do you feel pain when you do that?
¿Siente algún dolor cuando hace esto?

Did you notice this?
¿Usted notó esto?

Does this bother you?
¿Esto le molesta?

How long have you had this? (See Box 20-9)
¿Por cuánto tiempo ha tenido esto? (Vea el Cuadro 20-9)

Has this shown_____? (See Box 20-9)
¿Esto muestra _____? (Vea el Cuadro 20-9)

Box 20-9 **Common symptoms and conditions**	**Cuadro 20-9** **Síntomas y condiciones comunes**
• Abscess formation	• Una formación de absceso
• Ache	• Un dolor constante
• Bleeding	• Un sangrado
• Burning	• Una quemazón
• Change in color	• Un cambio en color
• Enlargement	• Un agrandamiento
• Growth	• Un crecimiento
• Healing	• Una curación

Box 20-9 Common symptoms and conditions—cont'd	Cuadro 20-9 Síntomas y condiciones comunes—continuación
• Infection • Inflammation • Itching • Numbness (paresthesia) • Pain • Sensitivity • Swelling • Soreness • Tingling • Ulceration	• Una infección • Una inflamación • Un picor • Un adormecimiento (parestesia) • Un dolor • Una sensitividad • Una hinchazón • Un dolor • Un hormigueo • Una ulceración

Have you had (lip/skin/oral) cancer?
¿Ha tenido cáncer (del labio/de la piel/de la boca)?

Has this lymph node become enlarged before?
¿Este nódulo linfático se ha agrandado antes?

Have you had trauma to your _____? (See Box 20-8)
¿Ha tenido traumatismos en su _____? (Vea el Cuadro 20-8)

Have you had treatment for this?
¿Ha tenido tratamiento para esto?

Bend your head (forward/backward).
Incline la cabeza hacia (adelante/atrás).

Turn your head to the (right/left).
Gire la cabeza hacia la (derecha/izquierda).

I will be checking your (hairline/outer ear).
Le examinaré su (línea capilar/oído externo).

I will be placing my fingers in your outer ears and pressing forward so that I can check your joint.
Le colocaré los dedos sobre el exterior de sus orejas y haré presión hacia delante para examinar su articulación.

(Open/close) your (mouth/eyes).
(Abra/Cierre) (la boca/los ojos).

Move your lower jaw to the (right/left).
Mueva la mandíbula inferior hacia la (derecha/izquierda).

Move your lower jaw (forward/backward).
Mueva la mandíbula inferior hacia (adelante/atrás).

Put your teeth together and bite down hard.
Junte los dientes y muerda fuerte.

Do you hear (anything/a noise) when you (open/close) your mouth?
¿Escucha (algo/un ruido) cuando (abre/cierra) la boca?

Do you have joint problems? On which side? How often?
¿Tiene problemas de articulaciones? ¿En qué lado? ¿Cuán frecuente?

Do you have jaw pain in the morning?
¿Tiene dolor en la mandíbula por la mañana?

I will need to check your lower neck area but not any lower than that.
Necesitaré examinarle la parte baja del cuello, pero no más abajo que eso.

Raise your shoulders.
Levante los hombros.

I will place my fingers on your neck while you swallow.
Le colocaré los dedos sobre el cuello mientras usted traga.

Swallow some water from this glass. Swallow again.
Trague un poco de agua de este vaso. Trague otra vez.

DISCUSSION OF EXTRAORAL FINDINGS
DISCUSIÓN DE LOS RESULTADOS EXTRAORALES

You show _____. (See Box 20-10)
Usted muestra _____. (Vea el Cuadro 20-10)

Box 20-10 **Common extraoral** **findings**	**Cuadro 20-10** **Hallazgos extraorales** **comunes**
• Acne	• Un acné
• Birthmark	• Una marca de nacimiento
• Bleeding (hemorrhage)	• Un sangrado (hemorragia)
• Blister (vesicle)	• Una ampolla (vesícula)
• Bruise (hematoma)	• Una contusión (hematoma)
• Cold sore	• Un herpes labial
• Dryness	• Una sequedad
• Freckle	• Una peca
• Lesion	• Una lesión
• Mole (nevus)	• Un lunar (nevo)
• Patch (macule/papule)	• Un parche (mácula/pápula)
• Petechiae	• Una petequia
• Redness/red	• Un enrojecimiento/rojo
• Ruddy	• Un rojizo
• Scar	• Una cicatriz
• Spiderlike telangiectasia	• Una telangiectasia aracnoideos
• Swelling	• Una hinchazón
• Tumor (cancer)	• Un tumor (cáncer)
• Ulcer	• Una úlcera

This lesion shows _____. (See Box 20-10)
Esta lesión muestra _____. (Vea el Cuadro 20-10)

You have _____. (See Box 20-10)
Usted tiene _____. (Vea el Cuadro 20-10)

OVERALL HEALTH DISCUSSION
DISCUSIÓN DE LA SALUD EN GENERAL

You have a (low/moderate/high) risk of medical complications.
Usted tiene un riesgo (bajo/moderado/alto) de complicaciones médicas.

Due to your health concerns we will need to see you immediately for emergency dental care.
Debido a sus condiciones de salud, necesitaremos verle inmediatamente para atención dental de emergencia.

Due to your health we will take precautions in our (office/ clinic) to reduce the risk of complications.
Debido a su salud, tomaremos precauciones en nuestra (oficina/ clínica) para reducir el riesgo de complicaciones.

We have determined that your health needs to (improve/ get better) before you undergo dental treatment.
Hemos determinado que su salud necesita mejorar antes de que podamos realizarle su tratamiento dental.

Your blood pressure is too high for us to treat you today.
Su presión arterial está demasiado alta para nosotros tratarle hoy.

You need to see your physician.
Usted necesita ver a su médico(a).

You need to be premedicated with an antibiotic before we can treat you.
Usted necesita ser premedicado(a) con un antibiótico antes de que podamos tratarle.

Capítulo 21
Medicamentos y Farmacia

MEDICATIONS AND ALLERGIES
MEDICAMENTOS Y ALERGIAS

Are you currently taking any medication(s)? If yes, what is it?
¿Está tomando algún(os) medicamento(s)? Si es así, ¿qué medicamento?

Do you have any allergies to anesthetic? If yes, what type of anesthetic?
¿Tiene alergias a algún anestésico? Si es así, ¿a qué tipo de anestésico?

Do you have any allergies to medicine or drugs? If yes, which ones?
¿Tiene alergias a algún medicamento o fármaco? Si es así, ¿a cuáles?

Do you have any other allergies? If yes, what are they?
¿Tiene otras alergias? Si es así, ¿cuáles son?

Have you taken any aspirin in the past 3 days?
¿Ha tomado aspirina en los últimos 3 días?

Are you currently taking Coumadin?
¿Está tomando Coumadin?

I am going to give you a prescription for a fluoride toothpaste. I would like you to use it twice daily for 2 minutes each time. Do not rinse, drink, or eat for 30 minutes afterwards.
Voy a darle una receta para una pasta dental con fluoruro. Me gustaría que la usara dos veces al día durante 2 minutos cada vez. No se enjuague, beba o coma por 30 minutos después.

Please rinse with this mouthwash for 30 seconds twice daily.
Por favor enjuáguese con este enjuague bucal durante 30 segundos dos veces al día.

INFECTIONS
INFECCIONES

Have you had a fever?
¿Ha tenido fiebre?

What was your temperature?
¿Cuál fue su temperatura?

Have you noticed any swelling? Where?
¿Ha tenido alguna hinchazón? ¿Dónde?

Have you had a sore throat?
¿Ha tenido dolor de garganta?

Have you noticed any redness?
¿Ha notado algún enrojecimiento?

Do you frequently get cold sores?
¿Con frecuencia se le presentan úlceras bucales?

Was there a blister?
¿Hubo una ampolla allí?

I would like you to take this medicine as directed.
Me gustaría que tomara este medicamento según las indicaciones.

Have you ever taken _____? **(See Box 21-1)**
¿Alguna vez ha tomado _____? (Vea el Cuadro 21-1)

Box 21-1 Antimicrobials	**Cuadro 21-1 Antimicrobianos**
• Acyclovir (Zovirax)	• Aciclovir (Zovirax)
• Amoxicillin	• Amoxicilina
• Ampicillin	• Ampicilina
• Azithromycin (Zithromax)	• Azitromicina (Zithromax)
• Clindamycin	• Clindamicina
• Erythromycin	• Eritromicina
• Fluconazole (Diflucan)	• Fluconazol (Diflucan)

Box 21-1 **Antimicrobials—cont'd**	**Cuadro 21-1** **Antimicrobianos—** **continuación**
• Metronidazole • Nystatin • Penicillin • Valacyclovir (Valtrex)	• Metronidazol • Nistatina • Penicilina • Valaciclovir (Valtrex)

This is an antibiotic. Please take the medicine until it is all gone.
Este es un antibiótico. Por favor tome el medicamento hasta que se acabe.

This is an antiviral medication.
Este es un medicamento antiviral.

This is an antifungal medication.
Este es un medicamento antifúngico.

PAIN
DOLOR

On a scale from 1 to 10, where 10 is the worst pain and 1 is the least, how would you rate your pain right now?
En una escala del 1 al 10, donde 10 es el peor dolor y 1 es un dolor menor, ¿cómo calificaría usted su dolor ahora?

I am going to give you a prescription for _____ to relieve your pain. (See Box 21-2)
Voy a darle una receta para _____ para aliviar su dolor. (Vea el Cuadro 21-2)

Only take the pain medicine if you have pain.
Sólo tome el medicamento si tiene dolor.

Box 21-2 Pain medicine	Cuadro 21-2 Medicamentos para el dolor
• Acetaminophen (Tylenol) • Excedrin • Hydrocodone • Ibuprofen (Motrin) • Lidocaine • Local anesthetic • Narcotic • Oxycodone • Tylenol with codeine • Vicodin/Lortab	• Acetaminofeno (Tylenol) • Excedrin • Hidrocodona • Ibuprofeno (Motrin) • Lidocaína • Anestésico local • Narcótico • Oxicodona • Tylenol con codeína • Vicodin/Lortab

Chapter 22
Diet and Nutrition

Capítulo 22
Dieta y Nutrición

DENTAL DISEASE AND DIET
LA ENFERMEDAD DENTAL Y LA DIETA

The sugars are the cause of acid production by the plaque. They are not the cause of plaque.
Los alimentos azucarados pueden causar que la placa produzca ácidos.

It is not how many pieces of candy you eat that matters. It is how sticky the candy is and how long you chew it.
No es cuántos pedazos de dulce coma lo que importa. Es cuán pegajoso el dulce es y por cuánto tiempo lo mastica.

Starches, such as bread, crackers, and cereal, also cause acids to form from plaque. Foods eaten as part of a meal cause less damage.
Los almidones, tales como el pan, las galletas y el cereal, también causan la formación de ácidos en la placa. Los alimentos que se comen como parte de una comida causan menos daño.

(Saliva/Brushing/Rinsing) helps wash foods from the teeth and helps reduce acids.
(La saliva/El cepillar/El enjuagar) ayuda a lavar la comida de los dientes y ayuda a reducir los ácidos.

One way to prevent (caries/decay/gum disease/periodontal disease) is to eat a good diet and to limit your consumption of snacks.
Una manera de prevenir (las caries/la descomposición/la enfermedad de las encías/la enfermedad periodontal) es comiendo una dieta buena y limitando el consumo de bocadillos.

If you need a snack, choose raw vegetables or fresh fruit.
Si necesita un bocadillo, escoga vegetales crudos o frutas frescas.

When you snack often, acid can attack your teeth all day long.
Cuando come bocadillos frecuentemente, los ácidos pueden atacar
sus dientes todo el día.

Rinse well with water after any snack.
Enjuáguese bien con agua después de cualquier bocadillo.

After many acid attacks from plaque, your teeth decay.
Después de muchos ataques de ácidos a la placa, sus dientes se
descomponen.

Soda, especially diet soda, has acids that decay your teeth.
La soda, especialmente la soda dietética, tiene ácidos que
descomponen los dientes.

**Water and nonacidic fruit juices, such as apple juice and
grape juice, are good alternatives to soda.**
El agua y los jugos de frutas no-ácidas, tales como el jugo de manzana
y el jugo de uva, son buenas alternativas a la soda.

**Hidden sugar that can cause tooth decay is also found
in____. (See Box 22-1)**
El azúcar escondido que puede causar la descomposición dental
también se encuentra en _____. (Vea el Cuadro 22-1)

Box 22-1 Sources of hidden sugar	Cuadro 22-1 Fuentes de azúcar escondido
• Breath mints	• Las mentas de aliento
• Catsup	• El ketchup
• Chewing tobacco	• El tabaco para mascar
• Cough drops	• Las pastillas contra la tos
• Fruit drinks (check the label)	• Las bebidas de frutas (verifique la etiqueta)
• Gum	• El chicle (goma de mascar)
• Medicine	• Los medicamentos
• Soft drinks (soda)	• Las gaseosas (soda)
• Sugared coffee	• El café endulzado
• Sugared tea	• El té endulzado
• White bread	• El pan blanco

To help prevent tooth decay, we will be taking a dietary history.
Para ayudar a prevenir la descomposición dental, estaremos tomando un historial dietético.

Let's discuss sugar substitutes.
Hablemos sobre los sustitutos del azúcar.

CHILDREN AND DIET
LOS NIÑOS Y LA DIETA

Never allow your child to fall asleep with a bottle containing milk, formula, or fruit juice.
Nunca permita que su niño(a) se duerma con una botella que contenga leche, fórmula o jugo de fruta.

Avoid filling your child's bottle with sugar water or soda.
Evite llenar la botella de su niño(a) con agua azucarada o soda.

If you must give your baby a bottle at bedtime, make sure it contains only water.
Si tiene que darle una botella a su bebé a la hora de dormir, asegúrese de que sólo contenga agua.

Never dip the pacifier into sugar or honey.
Nunca sumerja el chupete en azúcar o miel.

Have your child begin drinking from a cup by his/her first birthday.
Haga que su niño(a) empiece a beber de un vaso para su primer cumpleaños.

Eating a healthy, balanced diet helps keep our teeth and gums free of disease.
El consumir una dieta saludable y balanceada ayuda a mantener sus dientes y encías libres de enfermedades.

Let's not feed the plaque bugs!
¡No alimentemos a los microbios de la placa!

PART IV
Office Administration and General Communication

PARTE IV
Administración de la Oficina y Comunicación General

Chapter 23
Addressing the Patient with Courtesy

Capítulo 23
Dirigiéndose al Paciente con Cortesía

GREETING THE PATIENT
SALUDO AL PACIENTE

Good (morning/afternoon/evening).
Buenos(as) (días/tardes/noches).

It is nice to meet you.
Es un gusto conocerle.

Hello _____. I am _____.
Hola _____. Yo soy _____.

I am the _____ and I will be working with you today. (See Box 23-1)
Yo soy el/la _____ y estaré trabajando con usted hoy. (Vea el Cuadro 23-1)

Welcome to our office.
Bienvenido(a) a nuestra oficina.

I'm sorry you had to wait. We are very busy today.
Disculpe que haya tenido que esperar. Estamos muy ocupados hoy.

How are you today?
¿Cómo se encuentra hoy?

Have you been seen by Dr. _____ before?
¿Le ha visto el Dr./la Dra. _____ antes?

Is this your first visit to the office?
¿Es ésta su primera visita a la oficina?

Come in, Mr./Mrs./Miss _____.
Entre, Sr./Sra./Srta. _____.

Mr./Mrs./Miss _____, this is Dr. _____. Dr. _____, this is Mr./Mrs./Miss _____.
Sr./Sra./Srta. _____, éste/a es el/la Dr(a). _____. Dr(a). _____, éste/a es el/la Sr./Sra./Srta. _____.

Box 23-1 Members of the dental team	Cuadro 23-1 Miembros del equipo dental
• Dentist • Dental hygienist • Dental assistant • Office manager	• Dentista • Higienista dental • Asistente dental • Encargado(a) de la oficina

Dr. _____ is going to be treating you today.
El Dr./La Dra. _____ le va a tratar hoy.

Thank you for being such a (cooperative/good) patient today.
Gracias por ser un(a) paciente tan (cooperador(a)/buen(a)) hoy.

Do you have any questions about your treatment today?
¿Tiene preguntas sobre el tratamiento de hoy?

It was a pleasure meeting you.
Fue un placer conocerle.

I look forward to seeing you at your next appointment.
Estaré a la espera de verle en su próxima cita.

UNDERSTANDING THE PATIENT
ENTENDIENDO AL PACIENTE

Do you prefer to speak Spanish or English?
¿Prefiere hablar en español o en inglés?

Please repeat what you told me.
Repita lo que me dijo, por favor.

I didn't understand you completely. You told me that _____, correct?
No le entendí completamente. ¿Me dijo que _____, correcto?

I still don't understand you.
Todavía no le entiendo.

I didn't understand anything you said to me.
No entendí nada de lo que me dijo.

My Spanish is limited, so please use (simple/everyday) words.
Mi español es limitado, así que por favor hábleme con palabras (sencillas/comunes).

Please speak more slowly.
Hable más despacio, por favor.

I'm not familiar with that word.
No conozco esa palabra.

What is the meaning of that word?
¿Qué (significa/quiere decir) esa palabra?

I cannot hear you. Please speak louder.
No puedo oírle. Hable más fuerte, por favor.

I did not say that (to you).
No (le) dije eso.

I need a (translator/interpreter)—wait a minute.
Necesito un (traductor/intérprete)—espere un minuto.

Is this correct?
¿Es ésto correcto?

POSITIONING THE PATIENT
ACOMODAR AL PACIENTE

_____, (Name) please sit in the chair.
_____, (Nombre) por favor siéntese en la silla.

May I take your _____? (See Box 23-2)
¿Puedo tomar su(s) _____? (Vea el Cuadro 23-2)

I will put your _____ here where (it/they) will be safe. (See Box 23-2)
Pondré su(s) _____ aquí, donde estará(n) seguro(s)/segura(s). (Vea el Cuadro 23-2)

Box 23-2 **Patient items that** **may need to be moved** **during treatment**	**Cuadro 23-2** **Artículos de pacientes** **que quizás deban** **moverse durante el** **tratamiento**
• Glasses • Purse • Cane • Walker • Crutches	• Lentes • Bolso • Bastón • Andador • Muletas

I am going to (lower/raise) the chair.
Voy a (subir/bajar) la silla.

I am going to tilt the chair back so you will feel like you are lying down.
Voy a reclinar la silla, así que sentirá que se está acostando.

In this position it will be easier for us to examine your mouth.
En esta posición será más fácil para nosotros examinarle la boca.

I am going to tilt you forward now.
Voy a inclinarle hacia adelante ahora.

You may get up now.
Se puede levantar ahora.

Do you feel dizzy?
¿Se siente mareado(a)?

Are you comfortable?
¿Está cómodo(a)?

Turn your head toward me so I can see the tooth better.
Gire la cabeza hacia mí para que pueda ver el diente mejor.

Turn your head toward the doctor.
Gire la cabeza hacia el/la doctor(a).

(Rest/tilt/lift) your head.
(Descanse/incline/levante) la cabeza.

Open your mouth. Open wider.
Abra la boca. Abra más grande.

Close your mouth.
Cierre la boca.

Tilt your chin down.
Incline la/barbilla hacia abajo.

Rinse your mouth. Swish the water around in your mouth.
Enjuáguese la boca. Agite el agua en su boca.

Hold very still.
Manténgase quieto(a).

Hold still and don't move.
Manténgase quieto y no se mueva.

You need to rinse out your mouth.
Necesita enjuagarse la boca.

Here is some water in a cup.
Aquí tiene un poco de agua en una taza.

Swish the water around in your mouth and then place this (little tip/saliva ejector) in your mouth, and the water will be sucked out.
Agite el agua en su boca y luego coloque este/a (punta pequeña/ removedor de saliva) en su boca y el agua será succionada.

The first thing that we will do is clean the area with this gauze.
Lo primero que haremos será limpiar el área con esta gaza.

I am going to use this suction tip in your mouth to remove the (water/saliva).
Voy a usar esta punta de succión en su boca para remover (el agua/ la saliva).

If you can turn toward me, I can remove the water more easily.
Si gira hacia mí, puedo remover el agua más fácilmente.

BIDDING FAREWELL
DESPEDIDA

Thank you very much.
Muchas gracias.

You're welcome. (It was nothing.)
De nada. (No fue nada.)

Don't mention it. (You're welcome.)
No hay de qué. (De nada.)

It was a pleasure serving you.
Fue un placer haberle atendido.

You are very kind.
Usted es muy amable.

Very nice meeting you.
Mucho gusto en conocerlo(a).

Same to you.
Igualmente.

See you later.
Hasta luego.

Until next time. (See you soon.)
Hasta la próxima vez. (Hasta pronto.)

Goodbye.
Adiós.

Capítulo 24
HIPAA y Consentimiento Informado

HIPAA AND THE HEALTH AND MEDICAL HISTORY FORMS
HIPAA Y LOS FORMULARIOS DEL HISTORIAL DE SALUD Y MÉDICOS

I have some paperwork that needs to be completed.
Tengo algunos papeles que debemos completar.

We need to have you (complete/fill out) these forms.
Necesitamos que usted (complete/llene) estos formularios.

This is the health history form from your last visit. I would like to verify that it is still accurate.
Éste es el formulario del historial de salud de su última visita.
Me gustaría verificar que sigue siendo correcto.

Are you able to complete these forms? Do you need help from me?
¿Puede completar estos formularios? ¿Necesita de mi ayuda?

We need to have some personal history for our records.
Necesitamos tener cierto historial personal para nuestros archivos.

Our office policy is consistent with the federal guidelines of the Health Insurance Portability and Accountability Act of 1996 (HIPAA).
Nuestra política de la oficina concuerda con las guías federales de la Ley de Portabilidad y Responsabilidad del Seguro Médico de 1996 (HIPAA por sus siglas en inglés).

We will ensure the confidentiality of your health information.
Le aseguramos la confidencialidad de su información de salud.

Your health plan requires this information.
Su plan de salud requiere esta información.

**What is your name? First name? Middle name?
Last name?**
¿Cómo se llama? ¿Cuál es su nombre de pila? ¿Su segundo nombre?
¿Su apellido?

How do I spell your name?
¿Cómo escribo su nombre?

What is your address? City? State? Zip code?
¿Cuál es su dirección? ¿Ciudad? ¿Estado? ¿Código postal?

What is your phone number? What is the area code?
¿Cuál es su número de teléfono? ¿Cuál es el código de área?

What is your birth date?
¿Cuál es su fecha de nacimiento?

Who is responsible for this account?
¿Quién es responsable por esta cuenta?

[If this is a child] What is the child's nickname?
[Si éste es un(a) niño(a)] ¿Cuál es el apodo (del niño/de la niña)?

**Are you the parent or responsible guardian for this
(patient/child)?**
¿Es usted el padre o guardián responsable de este(a)
(paciente/niño(a))?

Are you covered by insurance?
¿Está usted cubierto(a) por un seguro?

Which insurance company?
¿Cuál compañía de seguro?

Do you have the insurance card with you today?
¿Tiene la tarjeta del seguro con usted hoy?

Is the insurance in your name? If not, whose name is it in?
¿Está el seguro a su nombre? Si no, ¿a nombre de quién está?

**What is the relationship of the subscriber to you?
(See Box 24-1)**
¿Cuál es la relación del abonado con usted? (Vea el Cuadro 24-1)

Are you covered by any other insurance? If so, which one?
¿Está cubierto(a) por algún otro seguro? Si es así, ¿por cuál?

Box 24-1 **Persons who may carry insurance for a dental patient**	**Cuadro 24-1** **Personas que pueden tener seguro para un paciente dental**
• Husband • Wife • Father • Mother • Self	• El esposo • La esposa • El padre • La madre • Uno(a) mismo(a)

Do you have the insurance identification card with you?
¿Tiene la tarjeta de identificación del seguro con usted?

Who is the subscriber's employer?
¿Quién es el empleador del abonado?

Do you work?
¿Usted trabaja?

Who is your employer?
¿Quién es su empleador?

What is your phone number at work?
¿Cuál es el número de teléfono de su trabajo?

What is your address at work?
¿Cuál es la dirección de su trabajo?

I need to have you sign this form. I have recorded all of the information that you just gave me on this form.
Necesito que firme este formulario. He anotado toda la información que ahora me dio en este formulario.

INFORMED CONSENT
CONSENTIMIENTO INFORMADO

We have examined your mouth and explained to you the dental problems that you have.
Le hemos examinado la boca y le hemos explicado los problemas dentales que tiene.

Do you understand what your dental problems are?
¿Entiende cuáles son sus problemas dentales?

Based on our clinical and radiographic findings, we have suggested several different treatment options to you.
De acuerdo con nuestros resultados clínicos y radiográficos, le hemos sugerido varias opciones de tratamiento.

Do you have any questions about the treatment options?
¿Tiene preguntas sobre las opciones de tratamiento?

Do you understand all of the consequences of treatment as explained in the paper I gave you to read?
¿Entiende todas las consecuencias del tratamiento según lo explicado en el papel que le di para que leyera?

Please sign and date the treatment consent form.
Por favor, firme y escriba la fecha en el formulario de consentimiento del tratamiento.

The doctor and designated staff will be providing the treatment you need.
El/La doctor(a) y el personal designado le proporcionarán el tratamiento que usted necesita.

If unforeseen circumstances necessitate any changes in the agreed-upon treatment plan, we will let you know immediately.
Si por circunstancias imprevistas hubiera cambios en el plan de tratamiento requerido acordado, le haremos saber inmediatamente.

What would you like us to do?
¿Qué le gustaría que hiciéramos?

Do you understand the financial arrangements and your obligations for payment for treatment?
¿Entiende los acuerdos financieros y sus obligaciones para el pago del tratamiento?

You will be given a copy of the treatment plan and a list of all associated fees.
Le daremos una copia del plan de tratamiento y una lista de todos los honorarios asociados.

Once you agree to proceed, please sign the copy of the financial arrangements, and treatment can begin.
Cuando decida proceder, por favor firme la copia de los acuerdos financieros y el tratamiento podrá comenzar.

If you have questions at any time about your treatment or finances, please let us know immediately.
Si tiene preguntas en cualquier momento sobre su tratamiento o finanzas, por favor háganos saber inmediatamente.

Does the plan that we have proposed make sense to you?
¿Le parece lógico el plan que le hemos propuesto?

Are you comfortable with the plan that we have presented you?
¿Está cómodo(a) con el plan que le hemos presentado?

Chapter 25
Fees, Billing, and Insurance

Capítulo 25
Honorarios, Facturación y Seguro

Good (morning/afternoon/evening).
Buenos(as) (días/tardes/noches).

It is good to see you.
Qué bueno verle.

I am _____, the office manager.
Yo soy _____, el/la encargado(a) de la oficina.

Has your address changed since your last appointment?
¿Ha cambiado su dirección desde su última cita?

Has your insurance changed since your last appointment?
¿Ha cambiado su seguro médico desde su última cita?

DISCUSSING FEES AND DENTAL INSURANCE
DISCUTIR HONORARIOS Y SEGURO DENTAL

(Mr./Mrs./Miss) _____, the fee for today is $_____.
(Sr./Sra./Srta.) _____, el honorario por hoy es $_____.

Your insurance covers this fee.
Su seguro cubre este honorario.

The insurance covers $_____ or _____% of this fee.
El seguro cubre $_____ ó _____% de este honorario.

Your insurance does not cover this fee.
Su seguro no cubre este honorario.

You need to pay the copayment, which is $_____.
Usted tiene que pagar el copago, que es $_____.

Our office policy is that you pay for the services today.
Nuestra política es que usted pague hoy por los servicios.

Our office policy is that you pay the copayment for services today.

Nuestra política es que usted pague hoy el copago de sus servicios.

We do not accept _____ insurance but will send your forms to the company.

Nosotros no aceptamos el seguro _____ pero enviaremos sus formularios a la compañía.

You can pay the full amount today, and you will be reimbursed by the company for the amount covered by your insurance.

Usted puede pagar el honorario completo hoy y la compañía le reembolsará la cantidad que le cubra su seguro.

We do not participate in _____ insurance company.

Nosotros no participamos en el plan de seguro _____.

How would you like to take care of this fee today? We accept checks, cash, insurance, and credit cards.

¿Cómo le gustaría pagar el honorario de hoy? Aceptamos cheques, efectivo, seguro y tarjetas de crédito.

Chapter 26
Scheduling a Patient

Capítulo 26
Fijar la Hora para un Paciente

MAKING APPOINTMENTS
HACER CITAS

What time of day is best for you to come to the office for an appointment?
¿Qué hora del día es la mejor para venir a la oficina para una cita?

I have _____ (time) available on _____ (day) _____ (month) _____ (date).
Yo tengo disponible a la(s) _____ (hora) el _____ (día) _____ (fecha) de _____ (mes).

Will this time be (okay/convenient) for you?
¿(Está bien/Le conviene) a esta hora?

The doctor is going to be in a meeting on that day.
El/la doctor(a) estará en una reunión ese día.

We need to make another appointment.
Necesitamos hacer otra cita.

You need _____ more appointments to complete your treatment.
Usted necesita _____ citas más para completar su tratamiento.

You need to have an appointment in _____ (days/ weeks/months).
Usted necesita tener una cita en _____ (días/semanas/meses).

Here is an appointment card with our phone number on it.
Aquí tiene una tarjeta de citas con nuestro número de teléfono.

Be certain to call us the day before if you cannot keep this appointment.
Asegúrese de llamarnos el día antes si no puede venir a su cita.

Did you understand what (the doctor/the hygienist/I) told you to do?

¿Entendió lo que (el/la doctor(a)/el/la higienista/yo) le dijo(e) que hiciera?

Do you have any questions?

¿Tiene preguntas?

_____, (Name) I am sorry you are in discomfort. The doctor can see you at _____ (time) today.

_____, (Nombre) lo siento que esté incómodo(a). El/La doctor(a) puede verle hoy a la(s) _____ (hora).

APPOINTMENT RECOMMENDATIONS
RECOMENDACIONES SOBRE LA CITA

You will need to _____ before dental treatment. (See Box 26-1)

Usted tendrá que _____ antes del tratamiento dental. (Vea el Cuadro 26-1)

Box 26-1 Common recommendations	Cuadro 26-1 Recomendaciones comunes
• Eat	• Comer
• Check your bleeding time	• Evaluar su tiempo de sangrado
• Check your blood glucose	• Evaluar su glucosa en la sangre
• Decrease your dosage	• Reducir su dosis
• Not eat (Fast)	• No comer (Ayunar)
• Increase your dosage	• Aumentar su dosis
• Rest well	• Descansar bien
• Rinse your mouth	• Enjuagarse la boca
• Take antibiotic premedication	• Tomar premedicación antibiótica
• Take a sedative premedication	• Tomar una premedicación sedante
• Take your medicine	• Tomar sus medicamentos

We will need to schedule your appointment in the (morning/afternoon) due to your health.

Necesitaremos fijar la hora de su cita en la (mañana/tarde) debido a su salud.

We recommend (nitrous oxide/oxygen) during dental treatment due to your health. It will relax you and make the situation comfortable.

Le recomendamos (óxido nitroso/oxígeno) durante el tratamiento dental debido a su salud. Le ayudará a relajarse y a hacer la situación cómoda.

Bacteria from plaque on your teeth can enter your bloodstream during dental treatment and infect your (heart/joint prosthesis).

Bacterias de la placa en sus dientes pueden ingresar al flujo sanguíneo durante el tratamiento dental e infectar su (corazón/ prótesis de articulación).

Antibiotic premedication will kill the bacteria from plaque entering your bloodstream during dental treatment.

La premedicación antibiótica matará las bacterias de la placa que ingresen al flujo sanguíneo durante el tratamiento dental.

Antibiotic premedication needs to be taken 1 hour before most dental treatment.

Debe tomarse la premedicación antibiótica una hora antes de la mayoría de los tratamientos dentales.

MAKING REFERRALS
HACER REFERENCIAS

_____, (Name) we are going to need to refer you to a _____ for the treatment Dr. _____ has outlined. (See Box 26-2)

_____, (Nombre) vamos a necesitar referirle a un(a) _____ para el tratamiento que el Dr./la Dra. _____ ha establecido. (Vea el Cuadro 26-2)

Box 26-2 **Types of specialists**	**Cuadro 26-2** **Tipos de especialistas**
• Brace specialist (Orthodontist) • Dental specialist • Dentist of record • Denture specialist (Prosthodontist) • Dermatologist • Gum specialist (Periodontist) • Medical doctor • Oral surgeon • Root canal specialist (Endodontist)	• Especialista en frenillos (Ortodoncista) • Especialista dental • Dentista de historial • Especialista en dentaduras (Prostodontista) • Dermatólogo(a) • Especialista en encías (Periodontista) • Doctor(a)/Médico(a) • Cirujano(a) oral • Especialista en canal radicular (Endodontista)

The name of the specialist the doctor is referring you to is Dr. _____.

El nombre del especialista al cual el/la doctor(a) le está refiriendo es el Dr./la Dra. _____.

(His/her) office is located at_____. Do you know where that street is?

Su oficina está en _____. ¿Sabe dónde está esa calle?

We will send Dr. _____ a letter regarding your treatment.

Le enviaremos una carta al Dr./a la Dra. _____ sobre su tratamiento.

We will send your radiographs to Dr. _____.

Le enviaremos sus radiografías al Dr./a la Dra. _____.

You need to call Dr. _____ at this number to make an appointment: _____.

Usted tiene que llamar al Dr./a la Dra. _____ a este número para hacer una cita:_____ .

OFFICE HOURS
HORAS DE OFICINA

Our hours are _____ to _____ on (days) _____ through (days)_____.
Nuestras horas son de _____ a _____ de (día) _____ a (día)_____.

Our office is open on (days) _____.
Nuestra oficina está abierta los (días) _____.

Our office is closed on (days) _____.
Nuestra oficina está cerrada los (días) _____.

Do you know where our office is located?
¿Sabe dónde está nuestra oficina?

Our office is located at _____. It is near _____ (local street or landmark).
Nuestra oficina está en _____. Está cerca de _____ (calle local o punto de referencia).

Our phone number is _____.
Nuestro número de teléfono es _____.

Chapter 27
Hispanic Heritage and Culture

Capítulo 27
Herencia y Cultura Hispana

As diverse as Hispanics are geographically, so are they diverse culturally. The term *Hispanic*, when used to describe a person, refers to those persons whose heritage is from a Spanish-speaking country, once under the authority of Spain. In practical terms, Hispanics may originate from Spain, Mexico, Central or South America, and the Greater Antilles. While there may be many variations in Spanish language and culture from country to country, in this section, we will focus on some commonalities among those cultures.

Los hispanos son diversos, tanto geográfica como culturalmente. El término *hispano*, cuando se utiliza para describir a una persona, se refiere a aquellas personas cuyo legado proviene de un país de habla española, que estuvo una vez bajo la autoridad de España. En términos prácticos, los hispanos pueden provenir de España, México, Centro o Sur América y las Antillas Mayores. Si bien puede haber muchas variaciones en el idioma español y la cultura de un a país otro, en esta sección nos centraremos en algunos puntos en común entre las culturas.

FAMILY VALUES AND ESTABLISHING RAPPORT
VALORES FAMILIARES Y ESTABLECER UNA BUENA RELACIÓN

Hispanic families tend to have very close relationships, even with distant relatives. It is not unusual for family members to accompany their relatives when traveling, running errands, or even going to a dental appointment. This should not be viewed as a sign of fear by your patient. Often times they may be accompanied by visiting relatives from out of town. Great importance is placed on celebrating special events of family members, such as birthdays, anniversaries, weddings, and *quinceañeras* (a young girl's coming of age at 15 years). Holidays, particularly religious holidays, are especially important times for family gatherings.

Las familias hispanas tienden a tener relaciones muy estrechas, incluso con parientes lejanos. No es raro que los miembros de la familia acompañen a sus familiares al viajar, hacer mandados o incluso a una cita con el dentista. Esto no debe ser visto como un signo de temor por parte del paciente. A menudo pueden estar acompañados por familiares que visitan desde fuera de la ciudad. Se da mucha importancia a la celebración de eventos especiales de los miembros de la familia, como cumpleaños, aniversarios, bodas y "quinceañeras" (cuando una joven cumple los quince años). Los feriados, días festivos religiosos en particular, son momentos especialmente importantes para las reuniones familiares.

Hispanic children are generally taught early in life to respect authority figures such as doctors, clergy, police officers, teachers, and the elderly, especially parents and grandparents. The word of a medical professional will rarely be questioned. However, it is important to first establish a personal relationship with them, so that they may also feel respected. Self-respect is also taught early in life and often shows in their personal appearance and manner of dress. Acknowledging them will go a long way in building a long-term relationship.

A los niños hispanos se les suele enseñar en sus primeros años de vida a respetar a las figuras de autoridad, como a los médicos, clérigos, policías, maestros, y a los mayores, especialmente a los padres y abuelos. La palabra de un profesional médico rara vez será cuestionada. Sin embargo, es importante establecer primero una relación personal con ellos, de modo que también ellos se sientan respetados. El respeto a sí mismos también se enseña a temprana edad y con frecuencia se muestra en la apariencia personal y forma de vestir. El reconocerlos le ayudará a construir una relación a largo plazo.

Hello Mr./Mrs. Garcia. Is this your _____? (See Box 27-1)

Hola, señor/señora García. ¿Es este su _____? (Vea el Cuadro 27-1)

Box 27-1 **Relatives**	**Cuadro 27-1** **Familiares**
• Brother	• Hermano
• Sister	• Hermana
• Son	• Hijo
• Daughter	• Hija
• Father	• Padre
• Mother	• Madre
• Grandfather	• Abuelo
• Grandmother	• Abuela
• Aunt	• Tía
• Uncle	• Tío
• Cousin	• Primo/prima (male/female)
• Niece	• Sobrina
• Nephew	• Sobrino

Where is your _____ from? (See Box 27-1)
¿De dónde es su _____? (Vea el Cuadro 27-1)

Where are you from?
¿De dónde eres? (informal)/¿De dónde es usted? (formal)

Are you visiting for a special occasion?
¿Está de visita para una ocasión especial?

Have you selected a dress for your quinceañera?
¿Ya elegiste un vestido para tu quinceañera?

Do you have plans to celebrate Easter?
¿Tiene planes para celebrar la Pascua?

Will you be attending the festivals?
¿Va a asistir a los festivales?

Will you have family visiting for the holidays?
¿Va a tener visitas de familiares para las fiestas?

Box 27-2 Locations	Cuadro 27-2 Lugares
• Spain	• España
• Mexico	• México
• Puerto Rico	• Puerto Rico
• Cuba	• Cuba
• Belize	• Belice
• Costa Rica	• Costa Rica
• El Salvador	• El Salvador
• Guatemala	• Guatemala
• Honduras	• Honduras
• Panama	• Panamá
• Nicaragua	• Nicaragua
• Brazil	• Brasil
• Colombia	• Colombia
• Peru	• Perú
• Argentina	• Argentina
• Chile	• Chile
• Venezuela	• Venezuela
• Ecuador	• Ecuador
• Paraguay	• Paraguay
• Uruguay	• Uruguay

I've heard that _____ is beautiful. (See Box 27-2)
He oído decir que _____ es hermoso(a). (Vea el Cuadro 27-2)

You have a very nice smile!
¡Tiene una sonrisa muy agradable!

That is a beautiful dress.
Qué vestido tan bonito.

I like your _____. (See Box 27-3)
Me gusta su _____. (Vea el Cuadro 27-3)

Your skin is so beautiful!
¡Tiene muy linda piel!

Box 27-3 Clothes	Cuadro 27-3 Ropa
• Suit	• Traje
• Dress	• Vestido
• Shirt	• Camisa
• Blouse	• Blusa
• Tie	• Corbata
• Pants	• Pantalones
• Shoes	• Zapatos
• Boots	• Botas
• Hat	• Sombrero
• Gloves	• Guantes

DIETARY HABITS
LOS HÁBITOS ALIMENTARIOS

In many Hispanic countries, lunch is the largest meal of the day and is often followed by a short midday nap. Dinner is traditionally much later in the evening, generally at nine or ten o'clock. Of course, most Hispanics living in the United States will adopt the traditional times for eating that most other Americans do. Regardless of the meal times, family presence is still an important part of eating.

En muchos países hispanos, el almuerzo es la comida principal del día, y a menudo le sigue una breve siesta de mediodía. La cena es tradicionalmente mucho más tarde en la noche, en general, a las nueve o diez. Por supuesto, la mayoría de los hispanos que viven en los Estados Unidos adoptará los horarios tradicionales para comer como la mayoría de los estadounidenses. Independientemente de la hora de la comida, la presencia de la familia sigue siendo una parte importante de ella.

Hispanic diets are as varied as the individual countries from which they originate. Yet, most rely on rice, beans, and fresh fruits as staples. In the United States, many Hispanics' diets also include flour and corn tortillas, whole milk, tomatoes, and beef. From a dental perspective, the large fruit consumption may contribute

to enamel demineralization from both citric acids and fermentable carbohydrates.

Las dietas hispanas son tan variadas como los países individuales de las que proceden. Sin embargo, la mayoría consisten en arroz, frijoles y frutas frescas como componentes principales. En los Estados Unidos, las dietas de muchos hispanos también incluyen tortillas de harina y de maíz, leche entera, tomate y carne de vacuno. Desde una perspectiva dental, el gran consumo de fruta puede contribuir a la desmineralización del esmalte por los ácidos cítricos y los hidratos de carbono fermentables.

Do you eat dinner late in the evening?
¿Come la cena bien tarde en la noche?

At what time do you typically eat your last meal for the day?
¿A qué hora suele comer su última comida del día?

Do you eat citrus fruits often?
¿Come frutas cítricas a menudo?

Do you frequently eat lemons or limes?
¿Acostumbra a comer los limones o limas?

The acids from citrus fruits can wear down the enamel on your teeth.
Los ácidos de frutas cítricas pueden desgastar el esmalte de sus dientes.

You should try to rinse your mouth with water after eating to minimize the effects of acids.
Usted debe tratar de enjuagarse la boca con agua para minimizar los efectos de los ácidos.

Which is your favorite local restaurant?
¿Cuál es su restaurante favorito?

Do you like to cook?
¿Le gusta cocinar?

What is your favorite food to cook?
¿Cuál es su comida favorita para cocinar?

What are the ingredients for that dish? (See Box 27-4)
¿Cuáles son los ingredientes para ese plato? (Vea el Cuadro 27-4)

Box 27-4 Recipe ingredients	Cuadro 27-4 Ingredientes de la receta
• Salt	• Sal
• Pepper	• Pimienta
• Onions	• Cebollas
• Tomatoes	• Tomates
• Potatoes	• Patatas/Papas
• Cilantro	• Cilantro
• Eggs	• Huevos
• Fish	• Pescado
• Pork	• Carne de cerdo
• Chicken	• Pollo
• Beef	• Carne de vacuno
• Broth	• Caldo
• Beef broth	• Caldo de res
• Limes	• Limas
• Lemon	• Limón
• Tomatillo	• Tomatillo
• Flour	• Harina
• Corn	• Maíz
• Cheese	• Queso
• Goat cheese	• Queso de cabra
• Lard	• Manteca
• Olive oil	• Aceite de oliva
• Vegetable oil	• Aceite vegetal
• Bread	• Pan
• Rice	• Arroz
• Beans	• Frijoles
• Black beans	• Frijoles negros
• Milk	• Leche
• Sugar	• Azúcar
• Gourd	• Calabaza
• Wine	• Vino
• Beer	• Cerveza
• Tongue	• Lengua

Appendix A
Accents and Pronunciations*

Apéndice A
Acentos y Pronunciónes

The acute accent is the only mark of its kind in Spanish. It is a small oblique line (á) that is drawn from right to left and specifies a syllable that has a stronger sound when pronouncing it. Accents are used generally to distinguish words written alike and identical in form with other parts of speech, but with a different meaning. For example: **papá** (*father*), **papa** (*vegetable*); **monté** (*mounted*), **monte** (*large hill*). Accents are sometimes omitted from capital letters and used to assist pronunciation.

El acento es la mayor intensidad con que se marca determinada sílaba al pronunciar una palabra. Es una rayita oblicua (á) que se escribe de derecha a izquierda y se coloca en ciertos casos sobre la vocal de la sílaba en que se carga la pronunciación. En español es necesario acentuar las palabras para darles el significado correcto que llevan. Por ejemplo: papá (padre), papa (vegetal); monté (verbo), monte (terreno elevado). A veces los acentos se omiten de las letras escritas en mayúscula y sirven para ayudar en la pronunciación.

ACCENTS
ACENTOS

I love	amo
	(ah-moh)
he loved	él amó
	(ehl ah-moh)
road	el camino
	(ehl kah-mee-noh)
he walked	él caminó
	(ehl kah-mee-noh)
copper	cobre
	(koh-breh)
I charged	yo cobré
	(yoh koh-breh)

*From Joyce EV, Villanueva ME: *Say It in Spanish*, ed 2. Saunders, Philadelphia, 2000.

volumes	volúmenes
	(boh-loo-meh-nehs)
never	jamás
	(hah-mahs)
pencil	lápiz
	(lah-pees)

PRONUNCIATION[†]
PRONUNCIACIÓN

A sounds like *a* in *father* and is pronounced like a clipped *ah*.

ayudar	to help
el abdomen	abdomen
la amígdala	tonsil
la cama	bed
la bata	bathrobe

B has the sound of *b* in *book* when it begins a sentence and when it follows *m* or *n*.

el bol	basin
bañar	to bathe
el brazo	arm
el hombre	man
la boca	mouth

The sound of **B** becomes softened when it is located between vowels.

la cabeza	head
el rebozo	shawl

The Spanish **B** and **V** have the same sound.

C has a hard sound, as in *come* when it occurs before *a, o, u,* or before a consonant.

la cama	bed
la cuna	cradle
el cuello	neck
la cara	face

†From Chou B: *Practical Spanish in Eyecare*, Butterworth-Heinemann, Boston, 2001.

C before an e or i has an s sound.

la medicina	medicine
ciego	blind
la receta	prescription
la cintura	waist
el cerebro	brain

CH has the sound of ch in child.

el muchacho	boy
chupar	to suck
la noche	night
la chaqueta	jacket
la chica	girl
el chupete	pacifier

D is a hard dental sound at the beginning of a word.

la debilidad	weakness
los dientes	teeth
el doctor	doctor
mandar	to order
el dolor	pain

D has a th sound as in them between vowels.

el lado	side
el médico	doctor
el dedo	finger
el cuidado	care
el codo	elbow
mojado	wet

E sounds like the English e in the word eight.

el pecho	chest
el pelo	hair
la enfermedad	illness
la espalda baja	lower back
eructar	to belch
el bebé	baby
la espalda	back
el papel	paper
el equilibrio	equilibrium
la mesa	table

estornudar	to sneeze
el estómago	stomach
empujar	to push

F has the same sound as in English.

la fiebre	fever
frío	cold temperature
la fecha	date on the calendar
fumar	to smoke
flaco	skinny

G before *a, o,* or *u* has a hard sound in *get.*

gordo	fat
las gafas	eyeglasses
el gargajo	phlegm
el gato	cat

G before an *e* or *i* has a guttural *h* sound as in the German *ach.*

la gente	people
las alergias	allergies
las gemelas	twins

Occasionally a silent *u* will precede the *e* or *i* to indicate that the **G** is hard, as in *go.*

pagué	paid
el hormigueo	tingling sensation or "pins and needles"

To keep the *u* sound in the -*gue* or -*gui* combination, a dieresis (¨) is placed over the *u* as in:

la vergüenza	shame
el ungüento	ointment

H is a silent letter.

humano	human
hinchar	to swell
las hormonas	hormones
el hueso	bone
el hígado	liver
el huevo	egg

I sounds like *ee* in English, as in *keen*.

irritable	irritable
la incisión	incision
el instrumento	instrument
incómodo	uncomfortable
mi	my

J sounds like a hard English *h* but with a more guttural *h* sound as in the German *ach*.

la jeringa	syringe
las orejas	ears
el juanete	bunion
los ojos	eyes
la aguja	needle
trabajar	to work

K is not part of the Spanish alphabet. It is used only in words of foreign origin, and it has the same pronunciation as in English.

el kilo	kilogram
el kilómetro	kilometer

L is the same as in English.

la lengua	tongue
la píldora	pill
el líquido	liquid
las lágrimas	tears
los labios	lips
la luz	light

LL sounds like *y* in the word *yes*.

los tobillos	ankles
llorar	to cry
la cuchillada	gash
las costillas	ribs
las espaldilla	shoulder blade
la mejilla	cheek

M is the same as in English.

morir	to die
las manos	hands
la médula	marrow
el músculo	muscle

N is pronounced like *m* before *b, f, p, m,* and *v.*

enfermo	sick
la enfermera	nurse
un brazo	arm
un viejo	old man
un pulmón	lung

N otherwise sounds the same as in English.

la náusea	nausea
nervioso	nervous
la nariz	nose
nacer	to be born

Ñ has the English sound of *ny* as in *canyon* or *ni* as in *onion.*

los riñones	kidneys
el puño	fist
estreñido	constipated
el sueño	dream, sleep
el señor	Mr., the gentleman, sir
la muñeca	wrist

O sounds like the *o* in *born.*

la obesidad	obesity
la oreja	ear
emocional	emotional
el muslo	thigh
no	no
el pelo	hair

O followed by a consonant sounds like the English *o* in *or.*

orinar	to urinate
el ombligo	navel
el órgano	organ

P has the same sound as in English.

la parálisis	paralysis
el pañal	diaper
poco	little, referring to quantity
el paciente	patient
la pulmonía	pneumonia
el papá	dad
puje	bear down

There are several silent **P**s, as in:

la psicología	psychology
la psiquiatra	psychiatrist
la psicoterapia	psychotherapy

Q appears only before *ue* or *ui*. The *u* is always silent, and the Q has a *k* sound.

quejar	to complain
tranquilo	tranquil
la quijada	jaw
la izquierda	left
los bronquios	bronchial tubes
el queso	cheese

R is trilled at the beginning of a word.

la roncha	rash
el reumatismo	rheumatism
las rodillas	knees
el resfriado, el resfrío	cold in the nose

R is slightly trilled in the middle of a word.

primo	cousin
la varicela	chicken pox
la hernia	hernia
operar	to operate
la nariz	nose

RR is strongly trilled.

el carro	car
el catarro	cold in the head
el perro	dog

S has the *ess* sound in English.

la saliva	saliva
toser	to cough
el sarampión	measles
la causa	cause
el sudor	sweat
la sangre	blood
la vista	sight, vision

S before *b, d, g, l, m, n,* and *v* has the *z* sound as in *toys*.

el asma	asthma
los dientes	teeth
la desgana	loss of appetite

T is similar to English.

el té	tea
tragar	to swallow
las tijeras	scissors
el teléfono	telephone
tranquilo	tranquil
este	this

U sounds like the English *u* in *rule*.

último	last in a series
usar	to use
la unión	union
único	only

V has the same sound as *b* in Castilian Spanish, spoken in Spain. In most Latin countries *v* sounds like *v*.

el vértigo	dizziness
vestirse	to get dressed
la verruga	wart
el vientre	belly
aliviarse	to get well

W is not part of the Spanish alphabet. It is used only in foreign words and is pronounced as it is in English.

Washington	Washington

X has the sound of English *x* before a consonant.

explicar	to explain
la extensión	extensión
excelente	excellent
el extranjero	foreigner

When it stands between vowels, **X** has a *gs* sound as in *eggs*.

el examen	exam
el oxígeno	oxygen

Y sounds like the English *y* in *yes*.

yo	I
el yodo	iodine
yeso	cast
el yerno	son-in-law

When **Y** follows *n*, it has the sound of the English *j* as in *judge*.

la inyección	injection
inyectar	to inject

When **Y** stands alone, it sounds like the Spanish *i*.

y	and

Z has the *s* sound in most Latin American dialects. However, the letter *z* is pronounced like the letter *z* in English in some areas of Spain.

el zumbido	buzzing
embarazada	pregnant
el corazón	heart
izquierdo	left
el brazo	arm
zurdo	left-handed
el zapato	shoe
la matriz	womb

Appendix B
Gender of Nouns*

Apéndice B
Género de los Sustantivos

In Spanish, the gender of a noun corresponds to sex. The name of any male being is masculine; that of a female being is feminine. The grammatical gender of an inanimate object must simply be memorized: a bone **(el hueso)** is masculine, the head **(la cabeza)** is feminine, and so on.

En español, el género de los sustantivos corresponde al sexo. El nombre de un hombre es masculino; el de una mujer es femenino. El género gramatical de un objeto inanimado se debe memorizar: un hueso es masculino, la cabeza es femenina, y así sucesivamente.

All Spanish nouns must be masculine or feminine.

The definite article *the* has the following singular and plural forms in Spanish.

el (singular masculine)	la (singular feminine)
los (plural masculine)	las (plural feminine)

The indefinite article *a* or *an* has the following forms in Spanish.

un (singular masculine)	una (singular feminine)
unos (plural masculine)	unas (plural feminine)

Masculine nouns require a masculine article; feminine nouns require a feminine article.

the woman	la mujer
	(lah moo-hehr)
the boy	el muchacho
	(ehl moo-chah-choh)
the back	la espalda
	(lah ehs-pahl-dah)
the friend	el amigo
	(ehl ah-mee-goh)
a rib	una costilla
	(oo-nah kohs-tee-yah)

---

*From Joyce EV, Villanueva, ME: *Say It in Spanish*, ed 2. Saunders, Philadelphia, 2000.

the eye	el ojo
	(ehl oh-hoh)
a skeleton	un esqueleto
	(oon ehs-keh-leh-toh)
the clavicle	la clavícula
	(lah klah-bee-koo-lah)

Nouns ending in -al, -ante, -ador, and -ón are usually masculine.

An important exception is **la mano.** In spite of the ending o, *la mano* is feminine.

the hospital	el hospital
	(ehl ohs-pee-tahl)
the tranquilizer	el tranquilizante
	(ehl trahn-kee-lee-sahn-teh)
the worker	el trabajador
	(ehl trah-bah-hah-dohr)
the heart	el corazón
	(ehl koh-rah-sohn)

The days of the week, months of the year, and the names of languages are masculine.

Wednesday	el miércoles
	(ehl mee-ehr-koh-lehs)
the month of April	el mes de abril
	(ehl mehs deh ah-breel)
Spanish	el español
	(ehl ehs-pah-nyohl)

Nouns ending in -tad, -dad, -ción, -sión, -ez, -ie, -ud, and -umbre are usually feminine.

the dehydration	la deshidratación
	(lah deh-see-drah-tah-see-ohn)
the habit	la costumbre
	(lah kohs-toom-breh)
the age	la edad
	(lah eh-dahd)
the friendship	la amistad
	(lah ah-mees-tahd)

the series   la serie
                                    (lah seh-ree-eh)
the health   la salud
                                    (lah sah-lood)

Nouns ending in -e should be memorized with the definite article.

the blood   la sangre
                                    (lah sahn-greh)

PLURAL OF NOUNS

A noun ending in a vowel forms the plural by adding **-s**; those ending in a consonant add **-es**.

the physician   el médico
                                    (ehl meh-dee-koh)
the physicians   los médicos
                                    (lohs meh-dee-kohs)
the doctor   el doctor
                                    (ehl dohk-tohr)
the doctors   los doctores
                                    (lohs dohk-toh-rehs)

A noun ending in **-z** changes to **-c** and then adds **-es**.

the nose   la nariz
                                    (lah nahr-ees)
the noses   las narices
                                    (lahs nahr-ee-sehs)

Nouns ending in a stressed vowel form the plural by adding **-es**.

the ruby   el rubí
                                    (ehl roo-bee)
the rubies   los rubíes
                                    (lohs roo-bee-ehs)

Nouns ending in unstressed -es or -is are considered to be both singular and plural. Number is expressed by the article.

Thursday   el jueves
                                    (ehl hoo-eh-behs)
Thursdays   los jueves
                                    (lohs hoo-eh-behs)

SPECIAL USES OF ARTICLES

The definite article is used in Spanish but omitted in English, as follows.

1. Before the names of languages, except after **hablar, en,** or **de:**

Spanish is important.	El español es importante.
	(Ehl ehs-pah-nyohl ehs eem-pohr-tahn-teh)
My friend speaks French.	Mi amigo habla francés.
	(Mee ah-mee-goh ah-blah frahn-sehs)
The whole book is in German.	Todo el libro está en alemán.
	(Toh-doh ehl lee-broh ehs-tah ehn ah-leh-mahn)

2. Before titles, except when addressing the person:

Mr. Gomez left yesterday.	El señor Gómez salió ayer.
	(Ehl seh-nyohr Goh-mehs sah-lee-oh ah-yehr)
How are you, Mrs. García?	¿Cómo está, señora García?
	(Koh-moh ehs-tah, seh-nyoh-rah Gahr-see-ah)

The article is omitted before **don, doña, Santo, Santa, San.**

3. With parts of the body or personal possessions (e.g., clothing):

He has black hair.	Él tiene el pelo negro.
	(Ehl tee-eh-neh peh-loh neh-groh)
Mary has a broken foot.	María tiene el pie quebrado.
	(Mah-ree-ah tee-eh-neh ehl pee-eh keh-brah-doh)

4. With the time of day **(la hora,** the hour**; las horas,** the hours**):**

It is one o'clock.	Es la una.
	(Ehs lah oo-nah)
I go to sleep at eleven.	Me duermo a las once.
	(Meh doo-ehr-moh ah lahs ohn-seh)

5. With the names of seasons:

I like summer.	Me gusta el verano.
	(Meh goos-tah ehl beh-rah-noh)

6. With the days of the week, except after the verb **ser** (*to be*):

I go downtown (on) Tuesdays.   Los martes voy al centro.
                               (Lohs mahr-tehs boy ahl sehn-troh)
Today is Monday.   Hoy es lunes.
                               (Oh-ee ehs loo-nehs)

7. Before certain geographic areas:

Canada   el Canadá
                               (ehl Kah-nah-dah)
Argentina   la Argentina
                               (lah Ahr-hehn-tee-nah)

NEUTER ARTICLE *LO*

1. The neuter article *lo* precedes an adjective used as a noun to
express a quality or an abstract idea.

I like red (that which is red).   Me gusta lo rojo.
                                  (Meh goos-tah loh roh-hoh)
I think the same as you.   Pienso lo mismo que usted.
                                  (Pee-ehn-soh loh mees-moh keh
                                   oos-tehd)

2. **Lo** + adjective or adverb + **que** = how.

I see how good she is.   Ya veo lo buena que es.
                                  (Yah beh-oh loh boo-eh-nah keh
                                   ehs)

   Since the article **lo** is neuter, it has no plural form. Therefore, **lo** is
used whether the adjective is masculine or feminine, singular or plural.

OMISSION OF ARTICLES

1. The definite article is omitted in the following cases.
    A. Before nouns in a position:
        **Austin, the capital of Texas, is at the center of the
        state.**
        Austin, capital de Texas, está en el centro del estado.

B. Before numerals expressing the numerical order of rulers:

Charles the Fifth	Carlos Quinto
	(Kahr-lohs Keen-toh)
Mary the Second	María Segunda
	(Mah-ree-ah Seh-goon-dah)

2. The indefinite article is omitted before predicate nouns denoting
    a class or group (social class, occupation, nationality, religion, etc.):

He is a barber.	Es barbero.
	(Ehs bahr-beh-roh)
I am Mexican.	Soy mexicana.
	(Soh-ee meh-hee-kah-nah)
I want to be a nurse.	Quiero ser enfermera.
	(Kee-eh-roh sehr ehn-fehr-meh-rah)

If the predicate noun is modified, the indefinite article is stated:

He is a hard-working barber.	Es un barbero muy trabajador.
	(Ehs oon bahr-beh-roh moo-ee trah-bah-hah-dohr)
I want to be a good nurse.	Quiero ser una buena enfermera.
	(Kee-eh-roh sehr oo-nah boo-eh-nah ehn-fehr-meh-rah)

Appendix C
Adjectives, Pronouns, and Verbs*

Apéndice C
Adjetivos, Pronombres y Verbos

ADJECTIVES AND PRONOUNS (SEE BOXES C-1 AND C-2)
ADJETIVOS Y PRONOMBRES (VEA LOS CUADROS C-1 Y C-2)

Adjectives describe nouns and pronouns. In Spanish, adjectives are placed after the noun. They agree in number and gender with the noun they modify.

ADJECTIVES ENDING IN -O

Masculine singular:	The patient is happy.
	El paciente está contento.
	(Ehl pah-see-ehn-teh ehs-tah kohn-tehn-toh)
Feminine singular:	She is happy.
	Ella está contenta.
	(Eh-yah ehs-tah kohn-tehn-tah)
Masculine plural:	They are happy.
	Ellos están contentos.
	(Eh-yohs ehs-tahn kohn-tehn-tohs)
Feminine plural:	They are happy.
	Ellas están contentas.
	(Eh-yahs ehs-tahn kohn-tehn-tahs)

ADJECTIVES ENDING IN -E

Masculine singular:	He is sad.
	El está triste.
	(Ehl ehs-tah trees-teh)
Feminine singular:	She is sad.
	Ella está triste.
	(Eh-yah ehs-tah trees-teh)

*From Joyce EV, Villaneuva ME: Say It in Spanish, ed 2. Saunders, Philadelphia, 2000.

Masculine plural: They are sad.
                      Ellos están tristes.
                      (Eh-yohs ehs-tahn trees-tehs)
Feminine plural: They are sad.
                      Ellas están tristes.
                      (Eh-yahs ehs-tahn trees-tehs)

ADJECTIVES ENDING IN A CONSONANT

Masculine singular: The procedure is difficult.
                      El procedimiento es difícil.
                      (Ehl proh-seh-dee-mee-ehn-toh ehs
                          dee-fee-seel)
Feminine singular: The measurement is difficult.
                      La medida es difícil.
                      (Lah meh-dee-dah ehs dee-fee-seel)
Masculine plural: The exams are difficult.
                      Los exámenes son difíciles.
                      (Lohs ehx-ah-meh-nehs sohn
                          dee-fee-see-lehs)
Feminine plural: The measurements are difficult.
                      Las medidas son difíciles.
                      (Lahs meh-dee-dahs sohn dee-fee-see-lehs)

   Demonstrative adjectives precede the nouns they modify and
agree with them in number and gender.
this book   este libro
                          (ehs-teh lee-broh)
these pens   estas plumas
                          (ehs-tahs ploo-mahs)

   Este (this) refers to what is near or directly concerns me.
   Esos (those) refers to what is near or directly concerns you.
   Aquel (that) refers to what is remote to the speaker or the person addressed.
This pencil is red.   Este lápiz es rojo.
                           (Ehs-teh lah-pees ehs roh-hoh)
John, give me that bone.   Juan, déme aquel hueso.
                           (Hoo-ahn, deh-meh ah-kehl oo-eh-soh)

SOME COMMON LIMITING ADJECTIVES

all, everything	todo (toh-doh)
bad	malo (mah-loh)
better	mejor (meh-hohr)
big (age)	grande (grahn-deh)
first	primero (pree-meh-roh)
fourth	cuarto (koo-ahr-toh)
good	bueno (boo-eh-noh)
less	menos (meh-nohs)
little, few	poco (poh-koh)
more	mucho, más (moo-choh, mahs)
nothing	nada (nah-dah)
one, a, an	un (oon)
small (age, fit)	pequeño/chico (peh-keh-nyoh/chee-koh)

POSSESSIVE PRONOUNS

	Singular	**Plural**
mine	el mío, la mía (ehl mee-oh, lah mee-ah)	los míos, las mías (lohs mee-ohs, lahs mee-ahs)
yours	el tuyo, la tuya (ehl too-yoh, lah too-yah)	los tuyos, las tuyas (lohs too-yohs, lahs too-yahs)

	Singular	**Plural**
his, hers, theirs	el suyo, la suya (ehl soo-yoh, lah soo-yah)	los suyos, las suyas (lohs soo-yohs, lahs soo-yahs)
ours	el nuestro, la nuestra (ehl noo-ehs-troh, lah noo-ehs-trah)	los nuestros, las nuestras (lohs noo-ehs-trohs, lahs ehs-trahs)

Possessive pronouns are formed by the definite article + the long form of the possessive adjective.

My nose is prettier than yours.	Mi nariz es más bonita que la tuya. (Mee nah-rees ehs mahs boh-nee-tah keh lah too-yah)

After the verb **ser**, the article preceding the possessive pronoun is generally omitted.

The bones are mine.	Los huesos son míos. (Lohs oo-eh-sohs sohn mee-ohs)
That gown is yours.	Aquella bata es suya. (Ah-keh-yah bah-tah ehs soo-yah)
These books are mine.	Estos libros son míos. (Ehs-tohs lee-brohs sohn mee-ohs)

Possession is expressed by **de** + the possessor. This corresponds to *'s* or *s'* in English.

his pens and yours	sus plumas y las de usted (soos ploo-mahs ee lahs deh oos-tehd)
Martin's pencil	el lápiz de Martín (ehl lah-pees deh Mahr-teen)
my book and Louisa's	mi libro y el de Luisa (mee lee-broh ee ehl deh Loo-ee-sah)
our patient	nuestro paciente (noo-ehs-troh pah-see-ehn-teh)
her rings	sus anillos (soos ah-nee-yohs)
a friend of theirs	un amigo de ellos (oon ah-mee-goh deh eh-yohs)

WHOSE?

The interrogative pronoun whose? is expressed in Spanish by **¿de quién es?**

Whose pen is it?	¿De quién es la pluma?
	(Deh kee-ehn ehs lah ploo-mah)
It belongs to the doctor.	Es del doctor.
	(Ehs dehl dohk-tohr)
Whose card is it?	¿De quién es la tarjeta?
	(Deh kee-ehn ehs lah tahr-heh-tah)
Mr. García's.	Del señor García.
	(Dehl seh-nyohr Gahr-see-ah)
Whose x-rays are these?	¿De quién son estas radiografías?
	(Deh kee-ehn sohn ehs-tahs rah-dee-oh-grah-fee-ahs)
They are Mrs. Luna's.	Son de la señora Luna.
	(Sohn deh lah seh-nyoh-rah Loo-nah)

SOME COMMON PREPOSITIONS

about	acerca de
	(ah-sehr-kah deh)
according	según
	(seh-goon)
after	después de
	(dehs-poo-ehs deh)
against	contra
	(kohn-trah)
among, between	entre
	(ehn-treh)
around	alrededor de
	(ahl-reh-deh-dohr deh)
before	antes de
	(ahn-tehs deh)
behind	detrás de
	(deh-trahs deh)

beneath, under	debajo de
	(deh-bah-hoh deh)
beside	además de
	(ah-deh-mahs deh)
during	durante
	(doo-rahn-teh)
far	lejos de
	(leh-hohs deh)
for	para
	(pah-rah)
for, by, therefore	por
	(pohr)
from, of	de
	(deh)
in, or	en
	(ehn)
in front of	enfrente de
	(ehn-frehn-teh deh)
in front of	delante de
	(deh-lahn-teh deh)
near	cerca de
	(sehr-kah deh)
outside of	fuera de
	(foo-eh-rah deh)
over, above	sobre
	(soh-breh)
since	desde
	(dehs-deh)
to, at	a
	(ah)
toward	hacia
	(ah-see-ah)
until	hasta
	(ahs-tah)
with	con
	(kohn)
within	dentro de
	(dehn-troh deh)

Box C-1 Feminine and Masculine Adjectives	**Cuadro C-1 Adjetivos Femeninos y Masculinos**	
Adjective	**Feminine**	**Masculine**
this	esta (ehs-tah)	este (ehs-teh)
these	estas (ehs-tahs)	estos (ehs-tohs)
that	esa (eh-sah)	ese (eh-seh)
those	esas (eh-sahs)	esos (eh-sohs)
that	aquella (ah-keh-yah)	aquel (ah-kehl)
those	aquellas (ah-keh-yahs)	aquellos (ah-keh-yohs)

Box C-2 Personal Pronouns	**Cuadro C-2 Pronombres Personales**
Singular	**Plural**
I	we (masculine)
yo	nosotros
(yoh)	(noh-soh-trohs)
	we (feminine)
	nosotras
	(noh-soh-trahs)
you (familiar)	you
tú	vosotros/as
(too)	(boh-soh-trohs/ahs)
you (formal)	you
usted	ustedes
(oos-tehd)	(oos-teh-dehs)
he	they (masculine)
él	ellos
(ehl)	(eh-yohs)
she	they (feminine)
ella	ellas
(eh-yah)	(eh-yahs)

VERBS
VERBOS

Verbs are to a sentence what the spinal cord is to the body. Verbs give structure to a sentence because they tell us what is being done and when it is being done: for example, I *talk* to the nurse (present), I *talked* to the nurse (past), I *will talk* to the nurse (future).

Los verbos son para una oración lo que la espina dorsal es para el cuerpo. Los verbos dan estructura a una oración al indicar qué es lo que se está haciendo y cuándo se está haciendo, por ejemplo: Yo *hablo* con la enfermera (presente), Yo *hablé* con la enfermera (pasado), Yo *hablaré* con la enfermera (futuro).

Regular verbs end in **-ar**, **-er**, or **-ir** in Spanish. They are easy to conjugate because you usually take the stem of the verb and add the endings: **o, as, a, amos, an**. (See Box C-3)

Los verbos regulares tienen la terminación -ar, -er, **o** -ir **en español. Son fáciles de conjugar ya que usualmente se toma la raíz del verbo y se le agrega la terminación:** o, as, a, amos, -an. **(Vea el Cuadro C-3)**

to auscultate	auscultar (ah-oos-kool-tahr)
to be born	nacer (nah-sehr)
to become ill	enfermarse (ehn-fehr-mahr-seh)
to bring near	acercar (ah-sehr-kahr)
to call	llamar (yah-mahr)
to die	morir (moh-reer)
to eat	comer (koh-mehr)
to examine	examinar (ehx-ah-mee-nahr)
to get better	mejorar (meh-hoh-rahr)

to heal	sanar (sah-nahr)
to hear	oír (oh-eer)
to hurt	doler (doh-lehr)
to leave (behind)	dejar (deh-hahr)
to listen	escuchar (ehs-koo-chahr)
to live	vivir (bee-beer)
to name	nombrar (nohm-brahr)
to operate	operar (oh-peh-rahr)
to palpate	palpar (pahl-pahr)
to revise	revisar (reh-bee-sahr)
to see	ver (behr)
to vomit	vomitar (boh-mee-tahr)
to agree	acordar (ah-kohr-dahr)
to bore	aburrir (ah-boo-reer)
to come	venir (beh-neer)
to deserve	merecer (meh-reh-sehr)
to finish	acabar (ah-kah-bahr)
to go out	salir (sah-leer)
to let go	soltar (sohl-tahr)

to need	necesitar
	(neh-seh-see-tahr)
to reach	alcanzar
	(ahl-kahn-sahr)
to remain	quedar
	(keh-dahr)
to stop	parar
	(pah-rahr)
to take out	sacar
	(sah-kahr)
to walk	caminar
	(kah-mee-nahr)

Personal pronouns designate who is performing the action. Many times it is not necessary to include the personal pronouns when conjugating a verb or using it in a sentence.

Los pronombres personales designan a las personas que hacen la acción. Muchas veces no es necesario incluir los pronombres personales al conjugar verbos o al usarlos en una oración.

PERSONAL PRONOUNS

I	yo
	(yoh)
you (informal)	tú
	(too)
he/she/you (formal)	él/ella/usted
	(ehl/eh-yah/oos-tehd)
we	nosotros
	(noh-soh-trohs)
they/you (plural)	ellos/ellas/ustedes
	(eh-yohs/eh-yahs/oos-teh-dehs)
To Feel	**Sentir**
	(Sehn-Teer)
I feel	siento
	(see-ehn-toh)
you feel	sientes
	(see-ehn-tehs)

he/she feels; you feel	siente
	(see-ehn-teh)
we feel	sentimos
	(sehn-tee-mohs)
they feel	sienten
	(see-ehn-tehn)
	Sentarse
To Sit Down	**(Sehn-Tahr-Seh)**
I sit	me siento
	(meh see-ehn-toh)
you sit	te sientas
	(teh see-ehn-tahs)
he/she sits; you sit	se sienta
	(seh see-ehn-tah)
we sit	nos sentamos
	(nohs sehn-tah-mohs)
they sit	se sientan
	(seh see-ehn-tahn)

REFLEXIVE PRONOUNS

The reflexive pronouns change the verb's action.

Los pronombres reflexivos cambian la acción del verbo.

Mover (To Move)

Action on Self	**Action on Object**
yo me muevo	yo muevo
(yoh meh moo-eh-boh)	(yoh moo-eh-boh)
tú te mueves	tú mueves
(too teh moo-eh-behs)	(too moo-eh-behs)
él/ella se mueve	él/ella mueve
(ehl/eh-yah seh moo-eh-beh)	(ehl/eh-yah moo-eh-beh)
nosotros nos movemos	nosotros movemos
(noh-soh-trohs nohs moh-beh-mohs)	(noh-soh-trohs moh-beh-mohs)
ellos/ellas se mueven	ellos/ellas mueven
(eh-yohs/eh-yahs seh moo-eh-behn)	(eh-yohs/eh-yahs moo-eh-behn)

to advise	aconsejar
	(ah-kohn-seh-hahr)
to ask	preguntar
	(preh-goon-tahr)
to bathe	bañar
	(bah-nyahr)
to be afraid	temer
	(teh-mehr)
to believe	creer
	(kreh-ehr)
to boil	hervir
	(ehr-beer)
to break	romper
	(rohm-pehr)
to build	construir
	(kohns-troo-eer)
to carry	llevar
	(yeh-bahr)
to change	cambiar
	(kahm-bee-ahr)
to clean	limpiar
	(leem-pee-ahr)
to communicate	comunicar
	(koh-moo-nee-kahr)
to complain	quejar
	(keh-hahr)
to conduct	conducir
	(kohn-doo-seer)
to confuse	confundir
	(kohn-foon-deer)
to cook	cocinar
	(koh-see-nahr)
to cover	cubrir
	(koo-breer)
to cry	llorar
	(yoh-rahr)
to cut	cortar
	(kohr-tahr)

to deny	negar
	(neh-gahr)
to destroy	destruir
	(dehs-troo-eer)
to disappear	desaparecer
	(deh-sah-pah-reh-sehr)
to discover, find	descubrir
	(dehs-koo-breer)
to do/make	hacer
	(ah-sehr)
to drink	beber
	(beh-behr)
to eat breakfast	desayunar
	(deh-sah-yoo-nahr)
to embrace	abrazar
	(ah-brah-sahr)
to employ	emplear
	(ehm-pleh-ahr)
to feel	sentir
	(sehn-teer)
to fill	llenar
	(yeh-nahr)
to find	hallar
	(ah-yahr)
to fix	componer
	(kohm-poh-nehr)
to fly	volar
	(boh-lahr)
to get up, raise	levantar
	(leh-bahn-tahr)
to give	dar
	(dahr)
to go	ir
	(eer)
to go to bed, lie down	acostarse
	(ah-kohs-tahr-seh)
to have	haber
	(ah-behr)

to hunt	cazar
	(kah-sahr)
to joke, kid	bromear
	(broh-meh-ahr)
to jump	saltar
	(sahl-tahr)
to kiss	besar
	(beh-sahr)
to know	conocer
	(koh-noh-sehr)
to lose	perder
	(pehr-dehr)
to marry	casar
	(kah-sahr)
to paint	pintar
	(peen-tahr)
to point	señalar
	(seh-nyah-lahr)
to promise	prometer
	(proh-meh-tehr)
to receive	recibir
	(reh-see-beer)
to recognize	reconocer
	(reh-koh-noh-sehr)
to remember	recordar
	(reh-kohr-dahr)
to respond	responder
	(rehs-pohn-dehr)
to return	regresar/volver
	(reh-greh-sahr/bohl-behr)
to scream	gritar
	(gree-tahr)
to see	ver
	(behr)
to sell	vender
	(behn-dehr)
to serve	servir
	(sehr-beer)

to shake	temblar
	(tehm-blahr)
to sit	sentar
	(sehn-tahr)
to sleep	dormir
	(dohr-meer)
to speak	hablar
	(ah-blahr)
to start	comenzar
	(koh-mehn-sahr)
to step	pisar
	(pee-sahr)
to suffer	sufrir
	(soo-freer)
to take	tomar
	(toh-mahr)
to thank for	agradecer
	(ah-grah-deh-sehr)
to try	tratar
	(trah-tahr)
to turn	voltear
	(bohl-teh-ahr)
to turn off	apagar
	(ah-pah-gahr)
to want	querer
	(keh-rehr)
to wash	lavar
	(lah-bahr)
to wish	desear
	(deh-seh-ahr)
to work	trabajar
	(trah-bah-hahr)
to accept	aceptar
	(ah-sehp-tahr)
to activate	activar
	(ahk-tee-bahr)
to administer	administrar
	(ahd-mee-nees-trahr)

to authorize	autorizar
	(ah-oo-toh-ree-sahr)
to beat, knock	golpear
	(gohl-peh-ahr)
to bleed	sangrar
	(sahn-grahr)
to conserve	conservar
	(kohn-sehr-bahr)
to control	controlar
	(kohn-troh-lahr)
to evaluate	evaluar
	(eh-bah-loo-ahr)
to hit	pegar
	(peh-gahr)
to inform	informar
	(een-fohr-mahr)
to interpret	interpretar
	(een-tehr-preh-tahr)
to present	presentar
	(preh-sehn-tahr)
to protect	proteger
	(proh-teh-hehr)
to provoke	provocar
	(proh-boh-kahr)
to reduce	reducir
	(reh-doo-seer)
to revise	revisar
	(reh-bee-sahr)
to select	seleccionar
	(seh-lehk-see-oh-nahr)
to separate	separar
	(seh-pah-rahr)
to suspend	suspender
	(soos-pehn-dehr)
to write	escribir
	(ehs-kree-beer)

The verbs **ser** and **estar** both translate in English as to be, but they are not interchangeable. Both are irregular in the present and the past tense. (See Boxes C-4 and C-5)

Los verbos ser y estar se traducen al inglés **to be**, pero no son intercambiables. Los dos verbos son irregulares en el tiempo presente y en el pasado. (Vea los Cuadros C-4 y C-5)

	SER	**ESTAR**
I am	yo soy (yo soh-ee)	yo estoy (yoh ehs-tohy)
you are	usted es/tú eres (oos-tehd ehs-too eh-rehs)	usted está/tú estás (oos-tehd ehs-tah/ too ehs-tahs)
he/she/it is	él/ella/eso es (ehl/eh-yah/eh-soh ehs)	él/ella/eso está (ehl/eh-yah/eh-soh ehs-tah)
we are	nosotros somos (noh-soh-trohs soh-mohs)	nosotros estamos (noh-soh-trohs ehs-tah-mohs)
they are	ellos/ellas son (eh-yohs/eh-yahs sohn)	ellos/ellas están (eh-yohs/eh-yahs ehs-tahn)

USES OF SER

Ser expresses a relatively permanent quality.

age:	You are old.	Usted es viejo.
characteristic:	The snow is cold.	La nieve es fría.
color:	The urine is yellow.	La orina es amarilla.
shape:	The glass is round.	El vaso es redondo.
size:	You are tall.	Usted es alto.
possession:	The pencil is mine.	El lápiz es mío.
wealth:	The man is rich.	El hombre es rico.

Ser is used with predicate nouns, pronouns, or adjectives.

He is a dentist.	El es dentista
Who am I?	¿Quién soy yo?
We are Protestant.	Nosotros somos protestantes.

Ser indicates material, origin, or ownership.

material:	The needle is metal.	La aguja es de metal.
origin:	The doctor is from Texas.	El doctor es de Tejas.
ownership:	The dentures are mine.	Las dentaduras son mías.

Ser tells time.

It is one o'clock.	Es la una.
It is 10 o'clock.	Son las diez.

USES OF ESTAR

Estar expresses location (permanent and temporary).

Dallas is in Texas.	Dallas está en Tejas.
I am in the room.	Yo estoy en el cuarto.

Estar expresses status of health.

How are you?	¿Cómo está usted?
I am fine.	Estoy bien.
We are sick.	Estamos enfermos.

Estar expresses a temporary characteristic or quality.

He is nervous.	El está nervioso.
I am ready.	Estoy lista.
You are far away.	Usted está lejos.

Box C-3 **Regular Verb**		**Cuadro C-3** **Verbo**	
Regular Verb	**Stem**	**Endings**	**Persons**
to live	viv-	o	yo vivo (yoh bee-boh)
vivir (bee beer)	viv-	es	tú vives (too bee-behs)
	viv-	e	el/ella vive (ehl/eh-yah bee-beh)
	viv-	imos	nosotros vivimos (noh-soh-trohs bee-bee-mohs)
	viv-	en	ellos/ellas viven (eh-yohs/eh-yahs bee-behn)

Box C-4 Present and Past Tense	**Cuadro C-4 Tiempo Presente y Pasado**	
Verb: to eat	comer	(koh-mehr)
Present Tense	*Tiempo Presente*	
I eat	yo como	(yoh koh-moh)
you eat	tú comes	(too koh-mehs)
he/she eats	él/ella come	(ehl/eh-yah koh-meh)
we eat	nosotros comemos	(noh-soh-trohs koh-meh-mos)
they eat	ellos/ellas comen	(eh-yohs/eh-yahs koh-mehn)
Past Tense	*Tiempo Pasado*	
I ate	yo comí	(yoh koh-mee)
you ate	tú comiste	(too koh-mees-teh)
he/she ate	él/ella comió	(ehl/eh-yah koh-mee-oh)
we ate	nosotros comimos	(noh-soh-trohs coh-mee-mohs)
they ate	ellos/ellas comieron	(eh-yohs/eh-yahs koh-mee-eh-rohn)

Box C-5 Verb Tenses	**Cuadro C-5 Tiempo de los Verbos**	
Verb: to speak		
Present Tense	*Tiempo Presente*	
speak	hablar	(ah-blahr)
I speak	yo hablo	(yoh ah-bloh)
you speak	tú hablas	(too ah-blahs)
he/she speaks	él/ella habla	(ehl/eh-yah ah-blah)
we speak	nosotros hablamos	(noh-soh-trohs ah-blah-mohs)
they speak	ellos/ellas hablan	(eh-yohs/eh-yahs ah-blahn)
Past Tense	*Tiempo Pasado*	
I spoke	yo hablé	(yoh ah-bleh)

(Continued)

Box C-5 Verb Tenses—cont'd	Cuadro C-5 Tiempo de los Verbos—continuación	
you spoke	tú hablaste	(too ah-blahs-teh)
he/she spoke	él/ella habló	(ehl/eh-yah ah-bloh)
we spoke	nosotros hablamos	(noh-soh-trohs ah-blah-mohs)
they spoke	ellos/ellas hablaron	(eh-yohs/eh-yahs ah-blah-rohn)
Future Tense	*Tiempo Future*	
I will speak	yo hablaré	(yoh ah-blah-reh)
you will speak	tú hablarás	(too ah-blah-rahs)
he/she will speak	él/ella hablará	(ehl/eh-yah ah-blah-rah)
we will speak	nosotros hablaremos	(noh-soh-trohs ah-blah-reh-mohs)
they will speak	ellos/ellas hablarán	(eh-yohs/eh-yahs ah-blah-rahn)

Glossary*

Glosario

DAYS OF THE WEEK	LOS DÍAS DE LA SEMANA
Monday	lunes
Tuesday	martes
Wednesday	miércoles
Thursday	jueves
Friday	viernes
Saturday	sábado
Sunday	domingo

MONTHS	LOS MESES
January	enero
February	febrero
March	marzo
April	abril
May	mayo
June	junio
July	julio
August	agosto
September	septiembre

*Portions of this glossary from Chou B: *Practical Spanish in Eyecare*. Butterworth-Heinemann, Boston, 2001; and Wilbur CJ, Lister S: *Medical Spanish: The Instant Survivor's Guide*, ed 3. Butterworth-Heinemann, Boston, 1995.

October	octubre
November	noviembre
December	diciembre

ORDINAL NUMBERS   NÚMEROS ORDINALES

First	primero/a
Second	segundo/a
Third	tercero/a
Fourth	cuarto/a
Fifth	quinto/a
Sixth	sexto/a
Seventh	séptimo/a
Eighth	octavo/a
Ninth	noveno/a
Tenth	décimo/a

CARDINAL NUMBERS   NÚMEROS CARDINALES

0	zero	cero
1	one	uno/a
2	two	dos
3	three	tres
4	four	cuatro
5	five	cinco
6	six	seis
7	seven	siete
8	eight	ocho

9	**nine**	nueve
10	**ten**	diez
11	**eleven**	once
12	**twelve**	doce
13	**thirteen**	trece
14	**fourteen**	catorce
15	**fifteen**	quince
16	**sixteen**	dieciséis
17	**seventeen**	diecisiete
18	**eighteen**	dieciocho
19	**nineteen**	diecinueve
20	**twenty**	veinte
21	**twenty-one**	veintiuno
22	**twenty-two**	veintidós
23	**twenty-three**	veintitrés
24	**twenty-four**	veinticuatro
25	**twenty-five**	veinticinco
26	**twenty-six**	veintiséis
27	**twenty-seven**	veintisiete
28	**twenty-eight**	veintiocho
29	**twenty-nine**	veintinueve
30	**thirty**	treinta
40	**forty**	cuarenta
50	**fifty**	cincuenta
60	**sixty**	sesenta
70	**seventy**	setenta
80	**eighty**	ochenta

90	**ninety**	noventa
100	**one hundred**	cien (ciento)
101	**one hundred one**	ciento uno
102	**one hundred two**	ciento dos
103	**one hundred three**	ciento tres
104	**one hundred four**	ciento cuatro
105	**one hundred five**	ciento cinco
106	**one hundred six**	ciento seis
107	**one hundred seven**	ciento siete
108	**one hundred eight**	ciento ocho
109	**one hundred nine**	ciento nueve
110	**one hundred ten**	ciento diez
200	**two hundred**	doscientos
300	**three hundred**	trescientos
400	**four hundred**	cuatrocientos
500	**five hundred**	quinientos
600	**six hundred**	seiscientos
700	**seven hundred**	setecientos
800	**eight hundred**	ochocientos
900	**nine hundred**	novecientos
1000	**one thousand**	mil
1991	**one thousand nine hundred ninety-one**	mil novecientos noventa y uno
2001	**two thousand one**	dos mil uno

INTERROGATIVES	PALABRAS INTERROGATIVAS
How?	¿Cómo?
How far?	¿A qué distancia?
How often?	¿Con qué frecuencia?
How much?	¿Cuánto?
How many?	¿Cuántos?
How long?	¿Cuánto tiempo?
How many times?	¿Cuántas veces?
What?	¿Qué?
What else?	¿Qué más?
What for?	¿Para qué?
When?	¿Cuándo?
Where?	¿Dónde?
From where?	¿De dónde?
To where?	¿Adónde?
Which?	¿Cuál?
Which (ones)?	¿Cuáles?
Who?	¿Quién?
To whom?	¿A quién?
Whose?	¿De quién?
Why?	¿Por qué?

EXPRESSIONS OF TIME	EXPRESIONES DE TIEMPO
year	el año
month	el mes

week	la semana
day	el día
hour	la hora
minute	el minuto
second	el segundo
today	hoy
tomorrow	mañana
day after tomorrow	pasado mañana
yesterday	ayer
day before yesterday	anteayer
tonight	esta noche
last night	anoche
tomorrow morning	mañana por la mañana
tomorrow afternoon	mañana por la tarde
tomorrow evening	mañana por la noche
every morning	cada mañana, todas las mañanas
every afternoon	cada tarde, todas las tardes
every evening	cada noche, todas las noches
every night	cada noche
in the morning	por la mañana
in the afternoon	por la tarde
in the evening	por la noche
at night	en la noche
all morning	toda la mañana
all afternoon	toda la tarde
all night	toda la noche
two days ago	hace dos días

three weeks ago	hace tres semanas
six years ago	hace seis años
always	siempre
never	nunca
sometimes	algunas veces
from time to time	de vez en cuando
now	ahora
right now	ahora mismo
before	antes
after	después
later	más tarde
next week	la semana próxima
until	hasta

CLOTHING — LA ROPA

bathing suit	el traje de baño
bathrobe	la bata (de baño)
belt	el cinturón
blouse	la blusa
blue jeans	los vaqueros
boot	la bota
brassiere	el sostén
button	el botón
cap	la gorra
coat	el abrigo
collar	el cuello

corset	el corsé
diaper	el pañal
dress	el vestido
hat	el sombrero
heel	el tacón
(low) heels	los tacones bajos
high heels	los tacones altos
hose	las medias
hospital gown	el camisón
jacket	la chaqueta
light weight (light clothes)	ligero (la ropa ligera)
nightgown	el camisón de dormir
oxfords	los zapatos bajos
pajamas	las pijamas
panties	las pantaletas
pants	los pantalones
rubber pants	los pantalones de goma
sandals	las sandalias
scarf	la bufanda
shirt	la camisa
(under)shirt	la camiseta
t-shirt	la camiseta
shoe	el zapato
shorts (men's)	los calzoncillos
skirt	la falda, la pollera
sleeve	la manga
long	larga

short	corta
slipper	la zapatilla, la chancleta
sneakers	los zapatos de goma
sock(s)	el calcetín, los calcetines
stockings	las medias
suit	el traje
sweater	el suéter
tie	la corbata
trousers	los pantalones
underwear	la ropa interior
vest	el chaleco

FAMILY MEMBERS (RELATIVES)
MIEMBROS DE LA FAMILIA (PARIENTES)

aunt	la tía
brother	el hermano
brother-in-law	el cuñado
children	los hijos, los niños
cousin	el/la primo/a
daughter	la hija
daughter-in-law	la nuera
father	el padre, el papá
father-in-law	el suegro
grandfather	el abuelo
grandmother	la abuela
husband	el esposo, el marido, "el viejo" (slang)
in-laws	los suegros

mother	la madre, la mamá
mother-in-law	la suegra
nephew	el sobrino
niece	la sobrina
parents	los padres
sister	la hermana
sister-in-law	la cuñada
son	el hijo
son-in-law	el yerno
uncle	el tío
wife	la esposa, la mujer, "la vieja" (slang)

TIME ON THE CLOCK

To tell time in Spanish use the verb *ser* + *la(s)* and the number.

What time is it?
¿Qué hora es?

It is seven o'clock.
Son las siete.

It is one o'clock.
Es la una.

It is eight o'clock.
Son las ocho.

It is two o'clock.
Son las dos.

It is nine o'clock.
Son las nueve.

It is three o'clock.
Son las tres.

It is ten o'clock.
Son las diez.

It is four o'clock.
Son las cuatro.

It is eleven o'clock.
Son las once.

It is five o'clock.
Son las cinco.

It is twelve o'clock.
Son las doce.

It is six o'clock.
Son las seis.

Use *media* for "30" or half past the hour.

It is 3:30.
Son las tres y media.

A.M. = de la mañana

P.M. = de la tarde (until 6 o'clock)

P.M. = de la noche (from 6 until midnight)

On the right side of the clock use *y* when expressing minutes.

It is ten after one.
Es la una y diez.

It is two fifteen.
Son las dos y cuarto.

It is three fifteen.
Son las tres y quince.

It is three thirty.
Son las tres y media.

On the left side of the clock use *menos* or *falta(n)*.

It is twenty to two.
Son las dos menos veinte.

It is five to eight.
Son las ocho menos cinco.

It is twenty to two.
Faltan veinte para las dos.

It is five to eight.
Faltan cinco para las ocho.

TIME EXPRESSIONS

At what time?
¿A qué hora?

At eight o'clock
A las ocho

At noon
Al mediodía

At midnight
A la medianoche

early
temprano

late
tarde

on time
a tiempo

COLORS   LOS COLORES

black	negro/a
blue	azul
bluish	azulado/a
brown	café
clear, light (in colortone)	claro/a

dark	oscuro/a
gold	dorado/a
green	verde
gray	gris
orange	anaranjado/a
pale	pálido/a
pink	rosa
purple	púrpura, morado/a
red	rojo/a, colorado/a
reddish	rojizo/a
silver	plateado/a
transparent	transparente
white	blanco/a
yellow	amarillo/a
yellowish	amarillento

THE OFFICE   LA OFICINA

administration	la administración
assistant	el/la asistente
bathroom	el baño, el servicio
cashier	el/la cajero/a
chair	la silla
door/doorway	la puerta/la entrada
e-mail	el correo electrónico
entrance	la entrada
exam room	el (salón/cuarto) de examen
exam record	el expediente

exit	la salida
fax	el fax
front desk	el mostrador
hallway	el pasillo
insurance	el seguro
insurance company	la compañía de seguro
insurance form	el formulario del seguro
laboratory	el laboratorio
mail	el correo
paperwork	el papeleo
public phone	el teléfono público
receptionist	el/la recepcionista
specialist	el/la especialista
telephone	el teléfono
reception room	la sala de espera
treatment room	el cuarto de tratamiento

GENERAL HEALTH   LA SALUD GENERAL

allergy	la alergia
asthma	el asma
arthritis	la artritis
blood sugar	el azúcar en la sangre
breathing problems	los problemas respiratorios
bruise	el moretón, la hematoma
cancer	el cáncer
cold	el catarro, el resfriado, la gripe
contagious	contagioso/a

diabetes	la diabetes
drug sensitivity	la sensibilidad al medicamento
fever	la fiebre
freckle	la peca
flu	la gripe
headache	el dolor de cabeza
heart problems	los problemas cardíacos
HIV positive	VIH positivo
high blood pressure	la presión arterial alta
joint replacement	el reemplazo de la articulación
measles	el sarampión
pregnant	embarazada, esperando familia, en estado
rheumatic fever	la fiebre reumática
scarlet fever	la fiebre escarlatina
thyroid problem	los problemas de la tiroides
wart	la verruga

DISEASES/ CONDITIONS

ENFERMEDADES/ CONDICIONES

abrasion	la abrasión
blindness	la ceguera
burn	la quemadura
cut	la cortadura
infection	la infección
inflammation	la inflamación
injury	la lesión
mucous (adj.)	mucoso

mucus (n.)	la mucosidad
scar	la cicatriz
stitches	los puntos
surgery	la cirugía
trauma	el golpe
wound	la herida

SYMPTOMS — LOS SÍNTOMAS

ache (v)	duele
burn (v)	quema
congested	congestionado/a
cough	la tos
distortion	la distorsión
dizzy	mareado/a
earache	el dolor de oído
mouth dryness	la sequedad de boca
fluctuate	fluctuar
gradual	gradual
irritation	la irritación
itch	la comezón
pain	el dolor
redness	el enrojecimiento
sensitive to light	sensitivo/a a la luz
sharp pain	el dolor agudo
sinus pain	el dolor nasal
sudden	repentino/a, súbito
swelling	la hinchazón
tired	cansado/a

MEDICATIONS

antibiotic	el antibiótico
capsules	las cápsulas
daily	diariamente
drops	las gotas
by mouth	por boca
ointment	la pomada
pharmacy	la farmacia
pills	las pastillas
shake well	agite bien
tablets	las tabletas

MEDICAMENTOS

DENTAL TERMS

abfraction	la abfracción
abrasive	el abrasivo
abrasion of teeth	la abrasión de los dientes
abscess	el absceso
abutment	el estribo
acid	el ácido
acidulated phosphate fluoride	el fluoruro de fosfato acidulado
acrylic appliance	el aparato de acrílico
active caries	las caries activas
active periodontal therapy	la terapia periodontal activa
adhesive	el adhesivo
adverse drug reaction	la reacción adversa al medicamento
air-abrasive machine	la máquina de aire abrasivo
air-powder polishing	pulir con aire y polvo

TÉRMINOS DENTALES

air-water syringe	la jeringuilla de aire-agua
alginate	el alginato
allergy	la alergia
alloy	la aleación
amalgam	la amalgama
amalgam tattoo	el tatuaje de amalgama
American Dental Association	Asociación Dental Americana
American Dental Hygienists' Association	Asociación Dental Americana de Higienistas
American Heart Association	Asociación Americana del Corazón
anatomical charting	la hoja clínica anatómica
anesthetic	el anestésico
ankylosed	anquilosado/a
anterior	anterior
anticoagulant	el anticoagulante
antimicrobial	el antimicrobiano
apex	el ápice
apical	apical
appliance	el aparato
area specific	específico/a al área
arrested caries	las caries inactivas
aspiration	la aspiración
assessment	la evaluación
assistant	el/la ayudante, el/la asistente
attached gingiva	la encía adherida
attrition	la atrición
baby-bottle decay	cariado de bebé por el biberón

bacteria	las bacterias
bacterial endocarditis	la endocarditis bacteriana
bacterial infection	la infección bacteriana
bad breath	el mal aliento
baking soda	el bicarbonato de soda
bicuspid	el bicúspide
bifurcation	la bifurcación
bilateral	bilateral
bite	la mordedura
bitewing radiograph	la radiografía interproximal
black hairy tongue	la lengua negra peluda
bleach	el blanqueador
bleaching	el blanqueo
bleeding	el sangrado
blood	la sangre
blood disorder	el desorden sanguíneo
blood glucose	la glucosa en la sangre
blood pressure	la presión arterial
bond	la ligadura
bonded	ligado/a
bonded crown	la corona consolidada
bonding agent	el agente para unir
bone	el hueso
braces	los frenillos
bridge	el puente
brush	el cepillo
bruxism	el bruxismo

buccal	bucal
buccal mucosa	la mucosa bucal
buccal tissue	el tejido bucal
burning-mouth syndrome	el síndrome de boca ardiente
burnish	pulir, bruñir
calcification	la calcificación
calculus	el cálculo
cancer	el cáncer
camera	la cámara
cap	la corona
carbamide peroxide	el peróxido de carbamida
caries	las caries
caries charting	la hoja clínica de las caries
caries detection	el descubrimiento de las caries
caries management	el tratamiento de las caries
caries prevention	la prevención de las caries
cementum	el cemento
cheek	el cachete/la mejilla
cleft	la hendidura
cleft lip	el labio leporino
cleft palate	el paladar hendido
close	cerrar
complete denture	la dentadura completa
composite	el compuesto
comprehensive dental history	el historial dental exhaustivo
comprehensive medical history	el historial médico exhaustivo
computer-assisted charting	la hoja clínica computarizada

computer screen	la pantalla de la computadora
concavity	la concavidad
condyle	el cóndilo
confidentiality	la discreción
congenital disorder	el desorden congénito
congenital missing tooth	el diente ausente congénito
cosmetic dentistry	la odontología cosmética
cosmetic filling	la empastadura cosmética
cosmetic whitening	el blanqueador cosmético
cost of dental care	el costo de cuidado dental
cost of oral health care	el costo de cuidado de salud oral
cracked tooth	el diente fraccionado
cracked-tooth syndrome	el síndrome de diente fraccionado
cracking	el fraccionamiento
crepitus	la crepitación
crevicular fluid	el líquido crevicular
cross-bite	la mordida cruzada
cross-contamination	la contaminación cruzada
cross-section	el corte transversal
crown	la corona
cure	la cura
curing	curativo/a
cusp	la cúspide
cusp fracture	la fractura de la cúspide
curet, curette	la cucharilla
curettage	el raspado
cut	la cortada
cutting edge	el filo cortante

decay	la descomposición
decayed	podrido/a
delayed allergic reaction	la reacción alérgica retrasada
dental assistant	el/la asistente dental
dental emergency	la emergencia dental
dental floss	el hilo dental
dental hygienist	el/la higienista dental
dental insurance	el seguro dental
dental practice	la práctica dental
dental school	la facultad dental
dentifrice	el dentífrico
dentin	la dentina
dentist	el/la dentista
dentition	la dentición
denture	la dentadura
desensitize	desensibilizar
desensitizing	desensibilizante
diastema	el diastema
digital imaging x-ray	la radiología digital
disclosing solution	la solución de tintura
disinfected	desinfectado/a
disinfection	la desinfección
dislocated jaw	la mandíbula dislocada
distal	distal
drill	el taladro
dry mouth	la sequedad de boca
duplication of film	la duplicación de la película
edentulous	edéntulo

edentulism	el edentulismo
electric toothbrush	el cepillo eléctrico de dientes
embrasure	la embrasura
enamel	el esmalte
endodontic abscess	el absceso endodóntico
endodontist	el/la endodontista
erosion	la erosión
esthetic	estético/a
exposure	la exposición
external bleaching	blanqueo externo
fiberoptic	la fibra óptica
fill	llenar
filling	la empastadura
film	la película
fixed bridge	el puente fijo
floss	el hilo dental
fluoride	el fluoruro
fluoride rinse	el enjuague de fluoruro
fluoride tray	la bandeja para fluoruro
fracture	la fractura
frenum	el frenillo
full denture	la dentadura completa
furcation	la furcación
gingiva	la encía
gingival	gingival
gingivitis	la gingivitis
gold crown	la corona en oro

gold inlay	el empaste en oro
halitosis	el mal aliento
hand scaler	la cureta manual
implant	el implante
instrument	el instrumento
internal bleaching	el blanqueo interno
intraoral examination	la examinación intrabucal
intraoral video image	la imagen de video intrabucal
jaw	la mandíbula
lateral	lateral
lips	los labios
lower arch	el arco inferior
mandible	la mandíbula
maxilla	el maxilar
mobility	la movilidad
mouth	la boca
mouthguard	el protector bucal
molar	el molar, la muela
necrotizing ulcerative periodontitis	la periodontitis necrótica ulcerativa
needle	la aguja
night guard	el protector bucal de noche
occlusion	la oclusión
open	abierto/a
oral cancer examination	la examinación oral para cáncer
oral condition	la condición oral
oral disease	la enfermedad oral

oral health	la salud oral
oral self-care	el cuidado oral por sí mismo
oral surgeon	el/la cirujano/a oral
orthodontist	el/la ortodoncista
overbite	la sobremordida
overdenture	la sobredentadura
pain	el dolor
palate	el paladar
partial denture	la dentadura (postiza) parcial
partially erupted tooth	el diente con ruptura parcial
pedodontist	el/la pedodontista
pericoronitis	la pericoronitis
periodontal abscess	el absceso periodontal
periodontal charting	la hoja clínica periodontal
periodontal débridement	el desbridamiento periodontal
periodontal disease	la enfermedad periodontal
periodontal dressing	la cura periodontal
periodontal ligament	el ligamento periodontal
periodontal maintenance	el mantenimiento periodontal
periodontal measurement	la medida periodontal
periodontal probe	la cánula periodontal
periodontal scaling	el raspado periodontal
periodontal surgery	la cirugía periodontal
periodontal therapy	la terapia periodontal
periodontal tissue	el tejido periodontal
periodontist	el/la periodontista
periodontitis	la periodontitis

peroxide	el peróxido
pits and fissures	las picaduras y aberturas
plaque	la placa bacteriana
polish	pulir
polishing	el pulir
pontic	el póntico
porcelain	la porcelana
powered toothbrush	el cepillo eléctrico de dientes
prophylaxis	la profilaxis
prosthodontist	el/la prostodontista
pulp	la pulpa
radiation	la radiación
recession	la recesión
remove	sacar
rinse	el enjuague (noun); enjuagar (verb)
rinsing	enjuagando
root	la raíz
root canal	el canal radicular
root plane and scale	el alisado radicular y el raspado radicular
rotated tooth	el diente rotado
rubber dam	la presa de goma
saliva	la saliva
salivary gland	la glándula salival
scale	raspar
scaler	la cureta, el raspador
scaling	el raspado

sealant	el sellador
sensitive	sensible
sensitivity	la sensibilidad
soft palate	el paladar blando
sonic scaler	la cureta sónica
spit	la saliva
subgingival irrigation	la irrigación subgingival
subgingival scaling	el raspado subgingival
sulcus	el surco
tartar	el sarro
taste bud	la papila gustativa
teeth	los dientes
temporomandibular disorder	el desorden temporomandibular
temporomandibular joint	la articulación temporomandibular
tongue	la lengua
tooth	el diente
toothbrush	el cepillo de dientes
toothpaste	la pasta de dientes
topical anesthetic	el anestésico tópico
ultrasonic instrument	el instrumento ultrasónico
ultrasonic scaler	la cureta ultrasónica
unerupted	retenido/a
upper arch	el arco superior
varnish	el barniz
whitening	blanqueo
xerostomia	la xerostomía
x-ray	la radiografía

Spanish-English Vocabulary*

Vocabulario Español-Inglés

A

la abfracción	abfraction
abierto/a	open
la abrasión	abrasion
la abrasión de los dientes	abrasion of teeth
abril	April
el absceso	abscess
el absceso endodóntico	endodontic abscess
el absceso periodontal	periodontal abscess
la abuela	grandmother
el abuelo	grandfather
el ácido	acid
el adhesivo	adhesive
la administración	administration
¿adónde?	to where?
el agente para unir	bonding agent
agite bien	shake well
agosto	August
la aguja	needle
ahora	now
ahora mismo	right now

*Modified from Chou B: *Practical Spanish in Eyecare.* Butterworth-Heinemann, Boston, 2001.

a la medianoche	at midnight
a las ocho	at eight o'clock
la aleación	alloy
la alergia	allergy
el alginato	alginate
algunas veces	sometimes
el alisado	scaling
el alisado periodontal	periodontal scaling
el alisado subgingival	subgingival scaling
alisar	scale
al mediodía	at noon
la presión arterial alta	high blood pressure
la amalgama	amalgam
amarillento/a	yellowish
el anestésico	anesthetic
el anestésico tópico	topical anesthetic
el año	year
anoche	last night
el año próximo	next year
anquilosado/a	ankylosed
anteayer	day before yesterday
los anteojos	glasses
anterior	anterior
antes	before
el antibiótico	antibiotic
el anticoagulante	anticoagulant

el antimicrobiano	antimicrobial
el aparato	appliance
el aparato de acrílico	acrylic appliance
apical	apical
el ápice	apex
¿a qué distancia?	how far?
¿a qué hora?	at what time?
¿a quién?	to whom?
el arco inferior	lower arch
el arco superior	upper arch
la artritis	arthritis
el/la asistente	assistant
el/la asistente dental	dental assistant
Asociación Dental Americana	American Dental Association
Asociación Dental Americana de Higienistas	American Dental Hygienists' Association
Asociación Americana del Corazón	American Heart Association
la aspiración	aspiration
a tiempo	on time
la atrición	attrition
el aumento	power
ayer	yesterday
el/la ayudante, el/la asistente	assistant
el azúcar en la sangre	blood sugar
azul	blue
azulado/a	bluish

B

las bacterias	bacteria
la bandeja para fluoruro	fluoride tray
el baño	bathroom
el barniz	varnish
el bicarbonato de soda	baking soda
el bicúspide	bicuspid
la bifurcación	bifurcation
bilateral	bilateral
blanco/a	white
el blanqueador	bleach
el blanqueador cosmético	cosmetic whitening
blanqueando	whitening
blanquear	bleaching
el blanqueo externo	external bleaching
el blanqueo interno	internal bleaching
la boca	mouth
bruñir	burnish
el bruxismo	bruxism
bucal	buccal

C

el cachete/la mejilla	cheek
cada mañana	every morning
cada noche	every night
cada tarde	every afternoon
café	brown
el/la cajero/a	cashier

la calcificación	calcification
el cálculo	calculus
la cámara	camera
el canal radicular	root canal
el cáncer	cancer
cansado/a	tired
la cánula periodontal	periodontal probe
las cápsulas	capsules
cariado de bebé por el biberón	baby-bottle decay
las caries	caries
las caries activas	active caries
las caries inactivas	arrested caries
el catarro/la gripe	cold
catorce	fourteen
la ceguera	blindness
la ceja	eyebrow
el cemento	cementum
el cepillo	brush
el cepillo de dientes	toothbrush
el cepillo eléctrico de dientes	electric toothbrush, powered toothbrush
cero	zero
cerrar	close
la cicatriz	scar
cien	one hundred
ciento	one hundred
ciento cinco	one hundred five

ciento cuatro	one hundred four
ciento diez	one hundred ten
ciento dos	one hundred two
ciento nueve	one hundred nine
ciento ocho	one hundred eight
ciento seis	one hundred six
ciento siete	one hundred seven
ciento tres	one hundred three
ciento uno	one hundred one
cinco	five
cincuenta	fifty
la cirugía	surgery
la cirugía periodontal	periodontal surgery
el/la cirujano/a oral	oral surgeon
claro/a	clear, light (in color tone)
colorado/a	red
la comezón	itch
¿cómo?	how?
el compuesto	composite
la concavidad	concavity
la condición oral	oral condition
el cóndilo	condyle
congestionado/a	congested
¿con qué frecuencia?	how often?
contagioso/a	contagious
la contaminación cruzada	cross-contamination

la corona	cap, crown
la corona consolidada	bonded crown
la corona en oro	gold crown
el corte	cut
el corte transversal	cross-section
el costo de cuidado de salud dental	cost of dental care
el costo de cuidado de salud oral	cost of oral health care
la articulación temporomadibular	temporomandibular joint
la crepitación	crepitus
¿cuál?	which?
¿cuáles?	which (ones)?
¿cuándo?	when?
¿cuántas veces?	how many times?
¿cuánto?	how much?
¿cuántos?	how many?
¿cuánto tiempo?	how long?
cuarenta	forty
cuarto/a	fourth
cuatro	four
cuatrocientos	four hundred
la cucharilla	curet, curette
el cuidado oral por sí mismo	oral self-care
la cuñada	sister-in-law
el cuñado	brother-in-law

la cura	cure
la cura periodontal	periodontal dressing
curativo/a	curing
la cureta	scaler
la cureta manual	hand scaler
la cureta sónica	sonic scaler
la cúspide	cusp

D

décimo/a	tenth
¿de dónde?	from where?
el defecto	defect
de la mañana	A.M. (in the morning)
de la noche	P.M. (from 6 until midnight)
de la tarde	P.M. (until 6 o'clock)
la dentadura	denture
la dentadura completa	complete denture, full denture
la dentadura (postiza) parcial	partial denture
la dentición	dentition
el dentífrico	dentifrice
la dentina	dentin
el/la dentista	dentist
¿de quién?	whose?
de repente	suddenly
el desbridamiento periodontal	periodontal débridement
la descomposición	decay

el descubrimiento de las caries	caries detection
desensibilizante	desensitizing
desensibilizar	desensitize
la desinfección	disinfection
desinfectado/a	disinfected
el desorden congénito	congenital disorder
el desorden sanguíneo	blood disorder
el desorden temporomandibular	temporomandibular disorder
después	after
de vez en cuando	from time to time
el día	day
la diabetes	diabetes
el día de la semana	day of the week
diariamente	daily
el diastema	diastema
diciembre	December
diecinueve	nineteen
dieciocho	eighteen
dieciséis	sixteen
diecisiete	seventeen
el diente	tooth
el diente ausente congénito	congenital missing tooth
el diente con ruptura parcial	partially erupted tooth
el diente fraccionado	cracked tooth
el diente rotado	rotated tooth
los dientes	teeth

diez	ten
la discreción	confidentiality
distal	distal
doce	twelve
el dolor	pain
el dolor de cabeza	headache
domingo	Sunday
¿dónde?	where?
dorado/a	gold (in color tone)
dos	two
doscientos	two hundred
dos mil y uno	two thousand one
la duplicación de la película	duplication of film

E

edéntulo	edentulous
embarazada	pregnant
la embrasura	embrasure
la emergencia dental	dental emergency
la empastadura	filling
la empastadura cosmética	cosmetic filling
el empaste en oro	gold inlay
la encía	gingiva
la encía adherida	attached gingiva
el edentulismo	edentulism
la endocarditis bacteriana	bacterial endocarditis
el/la endodontista	endodontist

enero	January
la enfermedad	disease
la enfermedad oral	oral disease
la enfermedad periodontal	periodontal disease
enjuagando	rinsing
enjuagarse	rinse
el enjuague	rinse
el enjuague de fluoruro	fluoride rinse
la entrada	entrance
la erosión	erosion
es la una y diez	it is ten after one
el esmalte	enamel
específico/a al área	area specific
esperando familia	pregnant
la esposa	wife
el esposo	husband
esta noche	tonight
en estado	pregnant
estético/a	aesthetic
el estribo	abutment
la evaluación	assessment
el examen intrabucal	intraoral examination
el examen oral para el cáncer	oral cancer examination
el expediente	exam record
la exposición	exposure

F

la facultad dental	dental school
faltan cinco para las ocho	it is five to eight
faltan veinte para las dos	it is twenty to two
la farmacia	pharmacy
febrero	February
la fibra óptica	fiberoptic
la fiebre	fever
el filo cortante	cutting edge
fluctuar	to fluctuate
el fluoruro	fluoride
el fluoruro de fosfato acidulado	acidulated phosphate fluoride
el fraccionamiento	cracking
la fractura	fracture
la fractura de la cúspide	cusp fracture
el frenillo	frenum
los frenillos	braces
la furcación	furcation

G

gingival	gingival
la gingivitis	gingivitis
la glándula salival	salivary gland
el globo ocular	eyeball
la glucosa en la sangre	blood glucose
el golpe	trauma
la gorra	cap

gradual	gradual
la gripe	flu
gris	gray

H

hace dos días	two days ago
hace seis años	six years ago
hace tres semanas	three weeks ago
hasta	until
la hendidura	cleft
la herida	wound
la hermana	sister
el hermano	brother
el/la higienista dental	dental hygienist
la hija	daughter
el hijo	son
los hijos	children
el hilo dental	dental floss, floss
el historial dental exhaustivo	comprehensive dental history
el historial médico exhaustivo	comprehensive medical history
la hoja clínica anatómica	anatomical charting
la hoja clínica computarizada	computer-assisted charting
la hoja clínica de las caries	caries charting
la hoja clínica periodontal	periodontal charting
la hora	hour
hoy	today
el hueso	bone

I

la imagen de video intrabucal	intraoral video image
el implante	implant
la infección	infection
la infección bacteriana	bacterial infection
la inflamación	inflammation
el instrumento	instrument
el instrumento ultrasónico	ultrasonic instrument
la irrigación subgingival	subgingival irrigation
la irritación	irritation

J

la jeringuilla de aire-agua	air-water syringe
jueves	Thursday
julio	July
junio	June

L

lateral	lateral
el labio leporino	cleft lip
los labios	lips
el laboratorio	laboratory
la lengua	tongue
la lengua negra peluda	black hairy tongue
la lesión	injury
ligado/a	bonded
la ligadura	bond
el ligamento periodontal	periodontal ligament

el líquido crevicular	crevicular fluid
llenar	fill
lunes	Monday

M

la madre	mother
el mal aliento, halitosis	bad breath, halitosis
la mamá	mother
mañana	tomorrow
mañana por la mañana	tomorrow morning
mañana por la noche	tomorrow evening
mañana por la tarde	tomorrow afternoon
la mandíbula	jaw, mandible
la mandíbula dislocada	dislocated jaw
el mantenimiento periodontal	periodontal maintenance
la máquina de aire abrasivo	air-abrasive machine
mareado/a	dizzy
el marido	husband
martes	Tuesday
marzo	March
más tarde	later
el maxilar	maxilla
mayo	May
los medicamentos	medications
la medida periodontal	periodontal measurement
el mes	month

miércoles	Wednesday
mil	one thousand
mil novecientos noventa y uno	one thousand nine hundred ninety-one
el minuto	minute
la mucosidad	mucous (n.)
el molar/la muela	molar
morado/a	purple
la mordedura	bite
la mordida cruzada	cross-bite
el moretón/la hematoma	bruise
la movilidad	mobility
la mucosa bucal	buccal mucosa
mucoso	mucous (adj.)
la mujer	wife
los músculos	muscles

N

negro/a	black
los niños	children
novecientos	nine hundred
noveno/a	ninth
noventa	ninety
noviembre	November
la nuera	daughter-in-law
nueve	nine
el número	number
nunca	never

O

ochenta	eighty
ocho	eight
ochocientos	eight hundred
la oclusión	occlusion
octavo/a	eighth
octubre	October
la odontología cosmética	cosmetic dentistry
la oficina	office
el ojo	eye
once	eleven
el/la ortodoncista	orthodontist
oscuro/a	dark

P

el padre	father
los padres	parents
el paladar	palate
el paladar blando	soft palate
el paladar hendido	cleft palate
pálido/a	pale (in color tone)
el pañal	diaper
la pantalla de la computadora	computer screen
el papá	father
la papila gustativa	taste bud
¿para qué?	what for?
los parientes	relatives

pasado mañana	day after tomorrow
el pasillo	hallway
la pasta de dientes	toothpaste
las pastillas	pills
el/la pedodontista	pedodontist
la película	film
la pericoronitis	pericoronitis
el/la periodontista	periodontist
la periodontitis	periodontitis
la periodontitis necrótica ulcerativa	necrotizing ulcerative periodontitis
el peróxido	peroxide
el peróxido de carbamida	carbamide peroxide
las picaduras y aberturas	pits and fissures
la piel	skin
la placa bacteriana	plaque
plateado/a	silver (in color tone)
podrido/a	decayed
la pomada	ointment
el póntico	pontic
por boca	by mouth
la porcelana	porcelain
por la mañana	in the morning
por la noche	in the evening
por la tarde	in the afternoon
¿por qué?	why?
la práctica dental	dental practice

la presa de goma	rubber dam
la presión arterial	blood pressure
la prevención de las caries	caries prevention
primero/a	first
el/la primo/a	cousin
los problemas cardíacos	heart problems
los problemas de la tiroides	thyroid problems
la profilaxis	prophylaxis
el/la prostodontista	prosthodontist
el protector bucal	mouthguard
el protector bucal de noche	night guard
el puente	bridge
el puente fijo	fixed bridge
pulir	burnish, polish
puliendo	polishing
pulir con aire y polvo	air-powder polishing
la pulpa	pulp
púrpura/morado/a	purple

Q

¿qué?	what?
¿qué hora es?	what time is it?
la quemadura	burn
¿qué más?	what else?
¿quién?	who?
quince	fifteen
quinientos	five hundred
quinto/a	fifth

R

la radiación	radiation
la radiografía	radiograph
la radiología digital	digital imaging x-ray
la radiografía interproximal	bitewing radiograph
la raíz	root
el raspado	curettage
el raspado radicular y el alisado radicular	root plane and scale
la reacción adversa al medicamento	adverse drug reaction
la reacción alérgica retrasada	delayed allergic reaction
el/la recepcionista	receptionist
la recesión	recession
la receta	prescription
el resfriado	cold
retenido/a	unerupted
rojizo/a	reddish
rojo/a	red
la ropa	clothing
rosa	pink

S

sábado	Saturday
sacar	remove
la salida	exit
la saliva	saliva, spit
el (salón/cuarto) de examen	exam room

el salón de espera	waiting room
la salud	health
la salud oral	oral health
el sangrado	bleeding
la sangre	blood
el sarro	tartar
el segundo	second (of time)
segundo/a	second
el seguro dental	dental insurance
seis	six
seiscientos	six hundred
el sellador	sealant
la semana	week
la semana próxima	next week
la sensibilidad	sensitivity
sensible	sensitive
septiembre	September
séptimo/a	seventh
la sequedad de boca	dry mouth
el servicio	bathroom
sesenta	sixty
setecientos	seven hundred
setenta	seventy
sexto/a	sixth
siempre	always
siete	seven
la silla	chair

el síndrome de diente fraccionado	cracked-tooth syndrome
el síndrome de boca ardiente	burning-mouth syndrome
los síntomas	symptoms
la sobredentadura	overdenture
la sobremordida	overbite
la sobrina	niece
el sobrino	nephew
la solución de tintura	disclosing solution
el sombrero	hat
son las cinco	it is five o'clock
son las cuatro	it is four o'clock
son las diez	it is ten o'clock
son las doce	it is twelve o'clock
son las dos	it is two o'clock
son las dos menos veinte	it is twenty to two
son las dos y cuarto	it is a quarter past two
son las nueve	it is nine o'clock
son las ocho	it is eight o'clock
son las ocho menos cinco	it is five to eight
son las once	it is eleven o'clock
son las seis	it is six o'clock
son las siete	it is seven o'clock
son las tres	it is three o'clock
son las tres y media	it is three thirty
son las tres y quince	it is three fifteen
la suegra	mother-in-law

el suegro	father-in-law
los suegros	in-laws
el surco	sulcus

T

las tabletas	tablets
el taladro	drill
tarde	late
el tatuaje de amalgama	amalgam tattoo
el tejido bucal	buccal tissue
el tejido periodontal	periodontal tissue
el teléfono público	public phone
temprano	early
la terapia periodontal	periodontal therapy
la terapia periodontal activa	active periodontal therapy
tercero/a	third
la tía	aunt
el tío	uncle
toda la mañana	all morning
toda la noche	all night
toda la tarde	all afternoon
todas las mañanas	every morning
todas las noches	every evening
todas las tardes	every afternoon
transparente	transparent
el tratamiento de las caries	caries management
trece	thirteen

treinta	thirty
tres	three
trescientos	three hundred

U

uno/a	one

V

los vasos sanguíneos	blood vessels
veinte	twenty
veinticinco	twenty-five
veinticuatro	twenty-four
veintidós	twenty-two
veintinueve	twenty-nine
veintiocho	twenty-eight
veintiséis	twenty-six
veintisiete	twenty-seven
veintitrés	twenty-three
veintiuno	twenty-one
verde	green
la verruga	wart
"la vieja"	wife
"el viejo"	husband
viernes	Friday

X

la xerostomía	xerostomia

Y

el yerno	son-in-law

Informal Expressions*

Expresiones Informales

Really? Cool!
¿De veras? ¡Qué chévere!

Awesome!
¡Qué padre!/¡Excelente!/¡Fabuloso!

My God!
¡Dios mío!

My goodness!
¡Dios mío!

All right then./Now what?
Muy bien./ ¿Y ahora qué?

All done./Ready to move on?
Listo./ ¿Listo para continuar?

You didn't notice what happened?
¿No (se dio/te diste) cuenta?

Don't lose heart./Don't give up.
No (se dé/te des) por vencido.

Don't worry./Don't get upset.
No (se/te) preocupe(s)./No (se/te) enoje(s).

---

*Modified from Chou B: *Practical Spanish in Eyecare*. Butterworth-Heinemann, Boston, 1995.

Index

Note: Page numbers followed *b* indicates boxes, *f* indicate figures and *t* indicate tables.

9780323069915